A dieta do suco de limão

Theresa Cheung

Com prefácio da doutora
Marilyn Glenville, Ph.D.

A dieta do suco de limão

Tradução
Doralice Lima

CIP-BRASIL. CATALOGAÇÃO-NA-FONTE
SINDICATO NACIONAL DOS EDITORES DE LIVROS, RJ.

F892d Francis-Cheung, Theresa
A dieta do suco de limão: emagreça sem esforço e de forma natural / Theresa Cheung; com prefácio da Dra. Marilyn Glenville; tradução: Doralice Lima. - Rio de Janeiro: Best*Seller*, 2011.

Tradução de: The lemon juice diet
Inclui bibliografia e índice
ISBN 978-85-7684-276-7

1. Dieta de emagrecimento. 2. Dieta de emagrecimento - Receitas. 3. Suco de limão. 4. Desintoxicação (Saúde). I. Título.

10-4515. CDD: 613.25
CDU: 613.24

Texto revisado segundo o novo Acordo Ortográfico da Língua Portuguesa.

Título original norte-americano
THE LEMON JUICE DIET
Copyright © 2008 by Theresa Cheung
Copyright da tradução © 2011 by Editora Best Seller Ltda.

Publicado mediante acordo com Random House Group.

As ideias, sugestões e regimes de emagrecimento sugeridos neste livro não pretendem substituir consultas médicas.
As opiniões aqui expressas representam o ponto de vista pessoal e profissional do autor, não da editora.

Capa: Sérgio Campante
Editoração eletrônica: Abreu's System

Todos os direitos reservados. Proibida a reprodução, no todo ou em parte, sem autorização prévia por escrito da editora, sejam quais forem os meios empregados.

Direitos exclusivos de publicação em língua portuguesa para o Brasil adquiridos pela
EDITORA BEST SELLER LTDA.
Rua Argentina, 171, parte, São Cristóvão
Rio de Janeiro, RJ – 20921-380
que se reserva a propriedade literária desta tradução

Impresso no Brasil

ISBN 978-85-7684-276-7

Seja um leitor preferencial Record.
Cadastre-se e receba informações sobre nossos lançamentos e nossas promoções.

Atendimento e venda direta ao leitor
mdireto@record.com.br ou (21) 2585-2002

"Quando a vida lhe der um limão... esprema-o, misture o suco com 300 ml de água filtrada e beba duas vezes ao dia"

Sumário

Agradecimentos		11
Prefácio		13
Introdução: uma casquinha de limão		15

1	Limão: seu aliado na perda de peso	21
2	A mini-"desintoxicação" de 24 horas da Dieta do suco de limão	31
3	Para começar a Dieta do suco de limão	41
4	Os sete princípios da Dieta do suco de limão	57
5	Depois da primeira semana	91
6	As receitas da Dieta do suco de limão	105
7	Programa de exercícios para perder peso da Dieta do suco de limão	143
8	Como manter a motivação	157
9	A cura pelo limão	177

Consulte especialistas	189
Referências	191
Índice	199

Se você tem azia, problemas de fígado ou de vesícula ou sofre de alergia a frutas cítricas, aconselhamos consultar seu médico antes de fazer esta dieta. Nesses casos, é melhor evitar comer limão ou casca de limão. Embora o suco de limão possa prejudicar o esmalte dos dentes, dois recursos podem ser usados para evitar isso: em primeiro lugar, nunca escove os dentes imediatamente após beber suco de limão, pois é nesse momento que um maior dano pode ocorrer; em segundo lugar, evite tanto quanto possível o contato do suco de limão com os dentes; para isso, use um canudinho para bebê-lo.

Passar na pele o óleo ou o suco de limão ou beber o suco da fruta é contraindicado para crianças com menos de 4 anos, pois a pele e o sistema digestório ainda não estão suficientemente fortes para suportar isso; também é preciso ter cuidado no caso de crianças mais velhas. Se você vai usar o óleo de limão, lembre-se de que ele é muito concentrado e deve ser empregado com moderação — algumas gotas são suficientes. Ele nunca deve ser passado sobre a pele sem ser diluído. Para aplicações que usam a casca do limão, procure comprar frutas orgânicas, de forma a evitar os compostos químicos prejudiciais com que são tratados os limões convencionalmente comercializados. Finalmente, não se esqueça de que, embora o limão seja capaz de prover tratamentos caseiros muito eficazes para inúmeras doenças, porque fortalece o sistema imunológico, em caso de moléstias graves você sempre deverá consultar um médico para discutir as opções de tratamento.

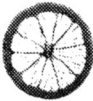

Agradecimentos

Sou extremamente grata à doutora Marilyn Glenville, por ter lido o manuscrito e escrito o prefácio deste livro, mas também por seu generoso interesse e por sua confiança no projeto.

Muito obrigada a Clare Hulton, pelo pensamento criativo inspirador e por me ajudar a ver um novo mundo no limão e em seu suco. Obrigada do fundo do coração também a minha editora, Julia Kellaway, pela orientação e intuição verdadeiramente inspiradas e pelas infalíveis compreensão, ajuda e paciência.

Finalmente, minha especial gratidão a Ray, Robert e Ruth, por me darem amor e apoio quando me impus um exílio para completar este projeto.

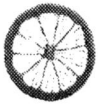

Prefácio

Já faz algum tempo que conheço Teresa, que tem escrito intensivamente sobre diversos tópicos relacionados à saúde. Estou especialmente feliz por escrever um prefácio para este livro, porque sei como é importante que as pessoas aprendam como perder peso de forma sensata e saudável. Algumas dietas prometem fazer "perder 6 kg por semana", e é muito fácil buscar esses resultados rápidos reduzindo drasticamente o consumo de calorias ou adotando uma dieta da moda. No entanto, para emagrecer com saúde, não se deve perder mais que meio quilo ou um quilo por semana; se você estiver perdendo mais, será na forma de músculos e água. Isso significa que, ao voltar à sua alimentação habitual, você irá recuperar todo o peso na forma de gordura, e sua próxima dieta precisará ser ainda mais rigorosa. Em 2007, o maior estudo mundial sobre perda de peso, realizado na Universidade da Califórnia, mostrou que fazer dieta é prejudicial devido à tendência a recuperar o peso; o efeito-sanfona das dietas aumenta o risco de ataques cardíacos, derrame e diabetes. O estudo mostrou que mais de dois terços dos indivíduos que fazem dieta recuperam imediatamente o peso.

Quando falamos sobre perder peso, o que realmente queremos é perder gordura. Para que a redução da gordura seja permanente, é preciso perdê-la aos poucos. Se você seguir as recomendações deste livro, fará isso com facilidade e saúde. Não somente perderá peso, mas também melhorará a digestão, porque não somos apenas o que comemos, mas também o que digerimos e absorvemos. Além disso, as orientações deste livro ajudarão a melhorar sua saúde geral. Ao equilibrar a taxa de açúcar no sangue, talvez você veja desaparecerem outros sintomas: variações de humor, irritabilidade, depressão, fadiga, redução do impulso sexual, insônia e TPM.

Doutora Marilyn Glenville, Ph.D.
Nutricionista e autora de *Fat Around the Middle*
www.marilynglenville.com

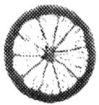

Introdução: uma casquinha de limão

Se você escolheu este livro julgando se tratar de uma desintoxicação com suco de limão para perda drástica de peso, terá uma decepção. Um mito muito comum é a possibilidade de se perder uma quantidade significativa de peso por meio de uma desintoxicação ou de um jejum prolongado, tendo suco e água como único alimento. Essas dietas de desintoxicação sempre se baseiam em *fantasias* e não em *ciência*. Mais importante ainda é saber que qualquer plano alimentar que não forneça uma média de 1.200 calorias por dia não é seguro e não favorece a saúde ideal ou uma perda de peso em longo prazo, além de poder causar efeitos colaterais intensos e desagradáveis, como dor de estômago, diarreia, tontura, náusea, vômitos, febre, dor de cabeça, visão turva e fadiga.

Os cientistas também estão confirmando aquilo que a maioria dos nutricionistas sempre soube: restringir drasticamente a ingestão de alimentos ou cortar certos grupos alimentares para perder peso simplesmente não funciona em longo prazo. Fazer uma dieta da moda, um jejum com sucos ou beber apenas água quente com limão por longos períodos só desacelera o metabolismo (a queima de gorduras), diminui a taxa de açúcar no sangue e causa mau humor, cansaço e lentidão.

Além disso, ninguém consegue persistir nessas dietas da moda, porque elas são muito restritivas. Qualquer peso perdido consistirá principalmente de água e será recuperado na íntegra quando se voltar à alimentação normal. A pele também fica flácida quando perdemos músculos e adquirimos alguns quilos a mais, pois durante a dieta o metabolismo fica mais lento. E as dietas que cortam determinados grupos de alimentos não nos dão os nutrientes necessários para manter a pele lisa, o abdome firme e o hálito agradável. Finalmente, ao cortar nutrientes essenciais, aumenta-se o risco de doenças cardíacas, derrame, diabetes, osteoporose e até câncer.

Por que a Dieta do suco de limão é diferente

Portanto, se fazer dieta é uma perda de tempo e energia, por que a Dieta do suco de limão é diferente? Como vimos, a afirmativa de que o jejum e a desintoxicação prolongados podem ajudar a perder peso com segurança e eficácia não tem embasamento científico. Contudo, a ciência comprova os benefícios de uma desintoxicação nutricional rápida, quando devidamente supervisionada. Um jejum que não ultrapasse um ou dois dias pode levar a uma retomada nutricional das funções da digestão, da absorção e do fígado. Em outras palavras, pode intensificar os processos naturais de desintoxicação do corpo.

Talvez você não perceba, mas está constantemente se desintoxicando de forma natural. O sistema digestório é muito eficiente na tarefa de limpar o corpo e livrá-lo de toxinas. O fígado é o maior órgão de desintoxicação do corpo, e os rins são seu principal sistema de filtração. Não é o jejum que purifica o corpo das toxinas; isso é tarefa dos órgãos. Se sua alimentação for inadequada ou se você não estiver fornecendo a seu sistema interno de desintoxicação os nutrientes de que ele precisa para funcionar da forma correta, isso pode causar má digestão e acúmulo de toxinas. Nesse caso, um dia de jejum parcial pode ajudar a removê-las e repor os nutrientes de que o corpo precisa para queimar gordura.

O que torna a Dieta do suco de limão diferente é sua forte ênfase na digestão. Não há nada mais importante para a saúde e para o peso que a função do sistema digestório. Se a digestão for saudável, os nutrientes "bons" são metabolizados e digeridos, e as substâncias "não tão boas" são eliminadas. Contudo, se o sistema digestório não estiver funcionando da forma ideal, não importa que quantidade de alimentos nutritivos você coma, o corpo não irá receber os nutrientes necessários para ser saudável, se desintoxicar naturalmente e estimular o metabolismo.

Quando se trata de melhorar o sistema digestório e desintoxicante do corpo, o limão é uma potência natural com um sabor ligeiramente ácido e energizante. Portanto, é o alimento ideal não só para dar o pontapé inicial na perda de peso, mas também para impedir a recuperação do peso perdido. Seu teor de vitamina C também lhe dá poderosas propriedades fortalecedoras da imunidade. Portanto, não é à toa que os nutricionistas recomendem que o limão seja a primeira bebida da manhã.

Para perder peso com saúde é preciso comer alimentos o mais nutritivos possível, de forma a melhorar o metabolismo, a digestão e os processos naturais de desintoxicação do corpo. A Dieta do suco de limão não é exatamente uma "dieta", mas um plano simples de alimentação saudável baseado em alimentos que favorecem o processo digestivo, como o limão, que encorajará o corpo a se desintoxicar naturalmente, além de lhe dar os nutrientes essenciais para uma pele radiante, ossos fortes e energia ilimitada. É uma dieta planejada para toda a vida. Sua saúde melhorará e você perderá peso. O melhor de tudo, como você verá, é ser tão eficaz e tão fácil de seguir que você nunca mais precisará procurar outro livro sobre dietas.

Como usar este livro

Se você tem peso a perder, talvez as dietas anteriores não tenham dado resultado porque sua digestão é fraca, resultando em um metabolismo lento. Cada capítulo deste livro está planejado para ajudar a melhorar sua digestão, de modo que você colha as recompensas na forma de mais saúde e energia, conforme os quilos desaparecem.

O Capítulo 1 explica os benefícios do limão para a perda de peso. No Capítulo 2, você será estimulado a começar a dieta com um dia de desintoxicação, usando suco de limão. Esse não é o processo comumente conhecido como "desintoxicação". Pelo contrário, é um dia nutricionalmente consistente, gradual e saudável, necessário para melhorar a digestão, eliminar toxinas e dar início à perda de peso. O Capítulo 3 ajuda a começar, trazendo orientações sobre compras e preparo dos alimentos e alguns conselhos úteis para motivação. Mas se você quiser mergulhar no processo sem demora, pode ir diretamente ao Capítulo 4, que estabelece de forma clara e simples os sete princípios da Dieta do suco de limão estimulando-o a adotar todos os princípios em um período de sete dias. Dessa forma, você poderá começar a sentir os efeitos energizantes da Dieta do suco de limão dentro de sete dias e os efeitos de redução do peso dentro de catorze dias. O Capítulo 5 sugere menus que você pode usar quando tiver colocado em prática os sete princípios.

O Capítulo 6 lhe dará dicas valiosas sobre como comprar, cozinhar e armazenar os limões, além de prover uma seleção de deliciosas receitas para ajudar a acelerar a perda de peso. O Capítulo 7 é o seu programa de exercícios. Exercitar-se de forma suave é uma excelente forma de acelerar o metabolismo, pois quanto mais nos movimentamos, de mais calorias o corpo precisa. Além disso, se você for uma pessoa ativa, formará músculos, e quanto mais músculos tiver, mais calorias queimará. Se você estiver sedentário há algum tempo ou detestar fazer exercícios, não entre em pânico. Na Dieta do suco de limão, você não precisa entrar numa academia ou correr vários quilômetros por dia; esse capítulo mostra como algumas opções simples e divertidas dentro de seu estilo de vida podem fazer uma grande diferença na medida da cintura. Para quem não passa sem determinados alimentos ou carece de força de vontade, o Capítulo 8 serve para ajudar a motivá-lo e a se manter na trilha certa. O Capítulo 9 é uma relação organizada em ordem alfabética de problemas comuns de saúde que podem ser remediados com o uso dos impressionantes poderes de cura do limão: desde melhorar a acne até baixar a pressão sanguínea, passando pelo tratamento das varizes e do reumatismo.

À medida que lê o livro e incorpora seus princípios em sua vida, nunca se esqueça de que o objetivo da Dieta do suco de limão não é deixar ninguém macérrimo, mas, principalmente, esbelto. É um sistema bom e saudável que ajudará a começar a perder peso no ano-novo ou em qualquer época do ano, mas não é só para quem quer perder peso. É para qualquer um que deseje sentir-se mais saudável, renovado, bem-disposto e em forma.

Você fez uma excelente escolha

Se este é o primeiro livro de dieta que você comprou — talvez por ter abusado um pouco no Natal ou nas férias, ou por ter percebido que os quilos estão se acumulando —, então fez uma excelente escolha, uma vez que provavelmente não precisará de outro livro. E se este não for seu primeiro livro de dieta, prepare-se para ver que este é diferente. O excesso de peso desaparecerá naturalmente nas próximas semanas e meses, e, no processo, você não ficará à beira das lágrimas nem passará fome, porque esta dieta satisfaz completamente. De fato, você se sentirá fantástico, desintoxicado e renovado.

Portanto, se estiver preparado para perder peso e se sentir muito bem a partir de agora... vamos em frente!

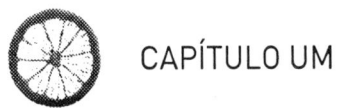

CAPÍTULO UM

Limão: seu aliado na perda de peso

Antes de discutir como e por que o limão nos ajuda a perder peso, é importante compreender o valor de um sistema digestório saudável.

A má digestão pode aumentar seu peso

Provavelmente não será preciso convencê-lo de que comer demais e realizar pouca atividade física pode fazê-lo engordar, mas o que dizer do papel de uma má digestão?

Se seu sistema digestório não trabalhar corretamente, será quase impossível perder peso de forma saudável. A má digestão pode impedir que o corpo, para queimar gordura, receba os nutrientes de que precisa. Ela também pode interferir com a queima da gordura e causar um acúmulo de toxinas no corpo. Quando as toxinas se acumulam na corrente sanguínea, ficamos lentos e deprimidos; isso desacelera o metabolismo, tornando inatingíveis as metas de redução de peso.

Mesmo que se tenha excesso de peso, se o corpo não estiver absorvendo os nutrientes adequados, ele estará, na verdade, subnutrido. Isso significa que o cérebro constantemente sente falta de nutrientes, o que causa fome, seja qual for a quantidade de calorias que você já tenha consumido ou o excesso de peso que carregue. Talvez você ache difícil acreditar nisso, mas muitos indivíduos com sobrepeso e má digestão estão, na verdade, desnutridos, porque o corpo não recebe os nutrientes de que precisa para ter o máximo de saúde e bem-estar.

Pode ser interessante pensar na perda de peso como uma corrida; sua meta é diminuir de peso e aumentar a saúde e o nível de energia. A distância, você consegue ver a linha de chegada, mas se sofrer de má digestão não terá chance de alcançá-la. Você estará correndo numa esteira muito inclinada, sem chegar a lugar nenhum.

Como saber se temos má digestão

Milhões de pessoas provavelmente sofrem de má digestão. Muitas delas não fazem ideia de que essa é a verdadeira razão pela qual não conseguem perder peso, apesar das inúmeras dietas que fizeram e de todas as horas de atividade física que praticaram. A má digestão também pode ser erroneamente diagnosticada como depressão, síndrome do intestino irritável e fadiga crônica.

Dê uma olhada nos sintomas a seguir. Se apresentar um deles ou mais, pode ter um sistema digestório preguiçoso:

- ◆ Por mais que tente, perder peso parece impossível.
- ◆ Você já fez inúmeras dietas e não vê por que continuar a fazê-las, já que nunca funcionam.
- ◆ Você se cansa com facilidade; com frequência fica sem energia no início da tarde ou, às vezes, no meio da manhã.
- ◆ Muitas vezes você sente desânimo, depressão ou tristeza sem razão aparente.

- Pele sem brilho ou acneica.
- Indigestão recorrente ou gases malcheirosos.
- Funcionamento irregular do intestino (é comum sofrer de constipação ou diarreia).

A boa notícia é que há uma solução. Estudos mostraram que, quando se restaura o funcionamento adequado do sistema digestório, é possível:

- Extrair de quantidades menores de alimento os nutrientes necessários, o que faz você sentir menos fome e, portanto, comer menos.
- Aumentar os níveis de energia.
- Sentir-se mais saudável e feliz.
- Melhorar a aparência do cabelo, da pele e das unhas, por dar ao corpo os nutrientes necessários.
- Acelerar o metabolismo.
- Fazer com que o intestino volte a funcionar normal e regularmente.
- Perder peso e não recuperá-lo.

Como se vê, você não é somente o que come: é também o que absorve daquilo que come. A saúde do seu sistema digestório determina quanto dos nutrientes dos alimentos é absorvido, com que eficácia as toxinas são filtradas e eliminadas do corpo e com que velocidade se perde peso. Isso ocorre porque os nutrientes corretos são essenciais para o metabolismo e para uma redução de peso saudável.

O poder do suco de limão para estimular a digestão

O suco de limão é um importante aliado da perda de peso porque estimula o fluxo de saliva e o suco gástrico; portanto, é um excelente agente digestivo. Quando bebido em jejum pela manhã, atua também como tônico para o fígado, estimulando-o a produzir bile, de modo a ficar pronto para digerir os alimentos do dia. O efeito benéfico do suco de limão sobre o fígado é importante porque uma função hepática saudável é a chave para a boa digestão.

Algumas das funções mais importantes do fígado são:

- Metabolizar os nutrientes: fragmentá-los para que possam ser usados pelo corpo.
- Transformar as toxinas em substâncias atóxicas para que sejam eliminadas.
- Produzir e excretar a bile para absorver os nutrientes solúveis em gordura e eliminar as toxinas.
- Controlar o metabolismo das gorduras.
- Purificar o sangue, removendo da circulação bactérias, toxinas, anticorpos e outras partículas.
- Fabricar os agentes de coagulação e proteínas do sangue.

A saúde geral e a vitalidade dependem principalmente da saúde do fígado. Ele não é importante apenas para a digestão e a desintoxicação, mas também para a perda de peso. Drogas, bebidas alcoólicas, alimentos gordurosos e toxinas ambientais podem sobrecarregar o fígado. Quando está sobrecarregado, esse órgão obriga os outros agentes desintoxicantes do corpo (os rins, as suprarrenais, a pele e o sistema linfático) a trabalhar em excesso. Isso pode causar prurido, acne, edema, desequilíbrio de leveduras, TPM, constipação e — você já sabe — aumento de peso. Estudos mostram que, em muitos indivíduos com sobrepeso, as funções hepáticas costumam ser prejudicadas porque o metabolismo das gorduras está irremediavelmente associado com o fígado.

Além de ter um efeito benéfico sobre a função hepática, o suco de limão é um excelente digestivo, graças a seu alto teor de ácido cítrico. Este ácido é encontrado em muitas frutas, legumes e verduras, mas sua concentração é mais alta no limão siciliano e no limão comum. O conteúdo de ácido cítrico do limão pode chegar a 7 ou 8 por cento — daí o sabor forte da fruta. O ácido não só impede que a fruta estrague, mas, no metabolismo humano, também se combina com outros ácidos e enzimas em uma interação complexa, garantindo uma digestão saudável e livre de problemas pela estimulação dos sucos gástricos.

O ácido cítrico é relativamente suave em comparação com outros ácidos como o sulfúrico e o clorídrico, portanto, não tem poder suficiente para fragmentar os nutrientes. No entanto, assim que entra na boca, ele começa a trabalhar, estimulando as glândulas salivares. Uma quantidade adequada de saliva é importante, porque a digestão começa na boca, onde a saliva decompõe os alimentos à medida que são mastigados. Quando chega ao estômago, seja como polpa ou como suco da fruta, o ácido do limão auxilia no primeiro passo da digestão, estimulando a produção de enzimas digestivas como a pepsina, que divide em seus componentes a proteína do alimento. É por essa razão que espremer suco de limão sobre as proteínas como carnes magras, aves, peixe, feijão e ovos, sempre facilita a digestão desses alimentos. Indiretamente, portanto, o ácido do limão auxilia e promove a atividade do estômago, preparando o terreno para uma digestão sem problemas. Além disso, pesquisas mostraram que a fruta pode ser muito benéfica no tratamento de inúmeros problemas digestórios como a dispepsia, a constipação e o excesso de bile, podendo ainda destruir vermes intestinais e eliminar os gases formados no trato digestório.

Graças à sua acidez, mesmo uma pequena quantidade de suco de limão pode melhorar a digestão e reduzir o impacto de qualquer alimento sobre a taxa de açúcar no sangue. Como você verá no terceiro princípio da Dieta do suco de limão, no Capítulo 4, o equilíbrio do nível de açúcar no sangue é extremamente importante para o sucesso na perda de peso.

Outros benefícios do suco de limão

Os benefícios do limão para a saúde e a perda de peso não se limitam à melhora da digestão e da função hepática. Esse aliado do emagrecimento tem inúmeros outros trunfos na manga, inclusive a pectina, a vitamina C, o cálcio, a quercetina e o limoneno.

O poder da pectina

O limão é uma das frutas mais ricas em pectina. Só a pele da casca do limão é composta de aproximadamente 30% de pectina. Como é uma grande fonte de fibras, esse composto pode ajudar a perder e a manter o peso, porque, ao ser digerido, transforma-se num gel aderente que impede o estômago de absorver o açúcar muito depressa. Como resultado, depois de comer pectina, nos sentimos saciados por mais tempo. Como resultado, come-se menos, o que ajuda a emagrecer. De acordo com um estudo publicado no *Journal of the American College of Nutrition*, a pectina elimina o desejo de comer por até quatro horas. Ela também ajuda a reduzir o colesterol e a taxa de açúcar no sangue. Essa substância pode até ajudar a prevenir o câncer de cólon.

Vitamina C

O suco de limão é uma das fontes alimentares mais ricas e com maior concentração de vitamina C; contém mais de 90 por cento da vitamina C encontrada em toda a fruta. O suco de dois limões e meio ou três limões fornece a necessidade média diária dessa vitamina para um indivíduo adulto (a ingestão diária recomendada de vitamina C é de 60 mg por dia).

Pesquisas recentes mostram que quem come mais frutas cítricas frescas, como limão siciliano, limão comum, laranja e outras frutas e legumes ricos em vitamina C, tem mais probabilidade de emagrecer. Não estamos afirmando que essa vitamina é a nova droga miraculosa para perda de peso; a novidade é a descoberta de que o consumo de uma quantidade inadequada dessa vitamina pode prejudicar a redução de peso. De acordo com os pesquisadores da Arizona State University, os indivíduos que consomem a quantidade suficiente de vitamina C oxidam (queimam) 30 por cento a mais de gordura durante um exercício moderado, em comparação com aqueles que consomem quantidades insuficientes. Além disso, mostrou-se que um teor muito baixo dessa vitamina na corrente sanguínea está relacionado com o aumento da gordura corporal e da medida da cintura.

Quercetina

O suco de limão contém altos níveis de bioflavonoides, principalmente a quercetina. Os bioflavonoides são compostos vegetais que dão cor às plantas e são encontrados principalmente em frutas, legumes, verduras e na casca de certas árvores. Eles são antioxidantes poderosos que ajudam a proteger o corpo dos radicais livres prejudiciais. Eles também têm ação antiviral, anticancerígena e antialérgica. A quercetina é um poderoso estimulante do sistema imunológico, promove a produção de insulina e ajuda a equilibrar o teor de açúcar no sangue, deixando o sistema digestório livre para processar os alimentos com mais eficiência. O resultado é que menos nutrientes são armazenados como gorduras. E a capacidade do limão para ajudar a equilibrar o açúcar no sangue tem um bônus: as variações da taxa de açúcar na corrente sanguínea podem causar a sensação de fome, porém, se a porcentagem estiver equilibrada, a fome desaparece e menos alimento é consumido.

Controle do cálcio

Além de ser uma boa fonte de cálcio, que estrutura o corpo, o suco de limão desempenha um papel importante ao ajudar o corpo a absorver esse mineral. Ele não só ajuda a prevenir a osteoporose, mas também pode ajudar na perda de peso. As pesquisas mostram que isso acontece porque o cálcio armazenado nas células de gordura possuem o papel significativo de regular a forma pela qual a gordura é armazenada ou digerida pelo corpo. De acordo com os especialistas, quanto mais cálcio estiver contido nessas células, mais gordura ela queimará. Portanto, se quiser perder peso, você precisa ter certeza de estar ingerindo cálcio suficiente, e o suco de limão é uma excelente alternativa aos laticínios ricos em gordura.

Limoneno

A casca do limão tem milhares de pequenas glândulas que produzem o óleo essencial (*Citri aetheroleum*). Esse óleo contém grandes quantidades de citral, a substância que cria o aroma e o sabor típicos do limão, e também está cheio de d-limoneno, o qual, de acordo com estudos, protege contra diversos tipos de câncer. Não é preciso consumir muita casca de limão para se proteger do câncer. Uma colher de sopa de casca de limão ralada — o que, dependendo do tamanho da fruta e de como foi ralada, mais fina ou mais grossa equivale à casca de um limão — por semana é suficiente para fazer uma diferença significativa.

Pesquisas sobre a dieta mediterrânea, que costuma incluir pedaços extraídos do limão todo e também emprega óleos cítricos, mostrou igualmente que a casca de frutas cítricas é benéfica para a saúde e a perda de peso. Além disso, os habitantes dos países mediterrâneos, que consomem grandes quantidades dessas frutas, têm incidência mais baixa de obesidade, câncer e doenças cardiovasculares, em comparação com os europeus que vivem em outras áreas. Uma bebida muito comum na região é a limonada preparada com a fruta inteira, inclusive a casca, o que inclui na dieta o d-limoneno.

As diversas partes do limão contêm proporções diferentes de substâncias boas para a saúde. De acordo com estudos, em comparação com o suco e a polpa, a casca das frutas cítricas contém concentrações mais elevadas de d-limoneno, assim como de outros componentes ativos conhecidos como anticancerígenos — como a hesperidina, a naringina e o aurapteno. Os cozinheiros mais sofisticados há muito tempo usam a casca ralada de limão para dar um sabor intenso e delicioso às receitas. Espero que este livro estimule você a fazer o mesmo, acrescentando mais casca de limão às refeições diárias, sopas e saladas ou polvilhando-a sobre o frango ou o peixe.

Essa não é a história completa do limão. Ele tem muitas outras propriedades saudáveis. Você irá saber mais sobre as surpreendentes propriedades curativas do limão no Capítulo 9: A cura pelo limão

Como perder peso

O caminho para perder peso e não recuperá-lo é obter todos os nutrientes necessários de uma variedade de alimentos, eliminar as toxinas e manter saudáveis a função hepática e a digestão. Como vimos neste capítulo, o limão está repleto de nutrientes que facilitam a digestão e a perda de peso. Não me admira que seja o suco favorito das estrelas de Hollywood preocupadas com a forma física. Portanto, se a única mudança que você promover depois de ler este livro for beber um copo de suco fresco de limão diluído em água toda manhã ou adicionar casca de limão ralada às suas bebidas e receitas, você ainda estará fazendo algo de muito positivo por sua digestão, pela medida da cintura e por sua saúde em geral.

É hora de começar a trabalhar com seu novo aliado na perda de peso, incorporando em sua alimentação tanto a fruta quanto o suco de limão.

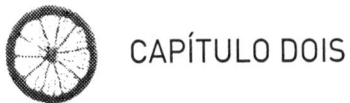 CAPÍTULO DOIS

A mini-"desintoxicação" de 24 horas da Dieta do suco de limão

Um corpo e uma mente com carência de nutrientes e com sobrecarga de toxinas são uma das maiores causas de má digestão, oscilações na taxa de açúcar no sangue e suas consequências: fadiga, variações de humor e aumento de peso. A "desintoxicação" de 24 horas proposta neste capítulo concentra-se em alimentos e técnicas que podem ajudar a melhorar a absorção de nutrientes, além de remover naturalmente as toxinas do corpo.

Para garantir que a desintoxicação seja adequada do ponto de vista nutricional, este programa envolverá beber muito suco de limão com água. Também implicará o consumo regular de frutas, legumes, verduras, leguminosas, nozes, castanhas e sementes. Em vez de privar-se de nutrientes, o que só levaria o nível de açúcar no sangue e o humor a um patamar muito baixo, você irá comer uma grande quantidade de alimentos purificantes e naturais e beber muita água, para estimular o sistema de desintoxicação do próprio corpo, tão eficaz que nem mesmo o mais sofisticado produto de desintoxicação pode se comparar a ele. Você também irá aprender como respirar profundamente e relaxar, uma vez que pesquisas mostram que o estresse pode afetar significativamente a digestão e precipitar um aumento de peso, principalmente na região da cintura.

O plano de 24 horas é uma excelente forma de voltar ao caminho certo, se você perdeu o rumo, ou de dar à sua digestão um impulso e uma carga rápida, se tudo isso é novo para você. À medida que segue o plano, não se esqueça de que alimentar-se de forma saudável para perder peso não tem nenhuma relação com fazer dieta — sabemos que as dietas não funcionam em longo prazo —, mas tem tudo a ver com dar a seu corpo a melhor nutrição possível. Portanto, durante as próximas 24 horas, e espero que pelo resto de sua vida, você irá se proporcionar o melhor combustível, de primeira qualidade. Os elementos básicos dessa dieta de "desintoxicação" são quatro copos de limonada "fresca", muita água e refeições e lanches regulares tão viçosos, naturais e saudáveis quanto possível. Além de lhe fornecer todos os nutrientes necessários para expelir naturalmente as toxinas e revitalizar o sistema digestório sem sentir fome, esta dieta lhe permitirá perder entre seiscentos gramas e um quilo, dependendo de sua altura e peso corporal.

O preparo da limonada

Para elaborar a limonada você precisará de:

- 2 colheres de sopa de suco de limão, extraído na hora (de meio a um limão)
- 300 ml de água pura, filtrada (de acordo com o seu gosto)
- 1 colher de chá de xarope de bordo orgânico do tipo B (opcional) ou um pau de canela
- 1 pitada pequena de pimenta-de-caiena

Misture o suco de limão, a água, o xarope de bordo e a pimenta-de-caiena. Agite bem e sirva a limonada levemente aquecida à temperatura ambiente. Para substituir o xarope de bordo, pode-se colocar dentro da limonada um pedaço de canela. Pesquisas mostraram que a canela ajuda a equilibrar o açúcar no sangue; se você gosta do sabor dessa especiaria, é uma forma fantástica de adoçar um pouco a bebida.

Use somente limões frescos, orgânicos e, se possível, amadurecidos no pé. Nunca use suco de limão enlatado ou congelado. Misture a limonada imediatamente antes de beber. Contudo, você pode espremer os limões pela manhã e medir as duas colheres de sopa quando necessário.

A pitada de pimenta-de-caiena torna o sabor mais intenso, além de atribuir um calor estimulante, que acelera a purificação e a excreção. Alguns estudos mostram que a capsaicina da pimenta é capaz de aumentar a produção de calor corporal durante um curto período. Ela também ajuda a regular os níveis de açúcar no sangue, afetando a digestão dos carboidratos após uma refeição. Com base nesses estudos, a capsaicina está sendo investigada para verificar seu possível uso no tratamento da obesidade. O xarope de bordo do tipo B (o tipo A é refinado e processado demais) dá um sabor adocicado para quem acha a bebida muito azeda, além de acrescentar uma quantidade benéfica de zinco e magnésio, que ajudam a regular o apetite e aceleram ainda mais o metabolismo das gorduras.

O dia de desintoxicação na dieta do suco de limão: passo a passo

Nesse dia, você irá ingerir calorias suficientes para manter o metabolismo em um ritmo eficiente, além de consumir uma quantidade de nutrientes benéficos e saudáveis. Além disso, seu corpo terá 24 horas para se livrar das toxinas absorvidas em decorrência dos excessos ou simplesmente da vida diária (estresse, poluição e alimentos industrializados). Você não deve fazer essa dieta de desintoxicação durante mais do que um dia por semana, já que ela não é eficiente como um regime genérico do dia a dia. No entanto, ela é muito eficaz como recurso de purificação, para melhorar a digestão e dar o pontapé inicial na perda de peso. É melhor fazer essa desintoxicação no sábado ou no domingo, ou em um dia em que você não esteja trabalhando ou preso à sua rotina normal; assim você terá tempo para relaxar e poderá cozinhar, preparar os alimentos e comer com calma.

Durante o dia
Não deixe de beber pelo menos seis copos de água filtrada com uma casquinha de limão. Você não deve sentir fome. Se isso acontecer, beba mais água ou tome um chá de ervas, coma uma banana com um punhado de sementes variadas ou tome uma tigela de sopa quente de legumes, que não tenha muito sódio, aditivos ou conservantes (provavelmente a melhor opção é uma sopa feita em casa).

Para começar
Se possível, procure levantar-se em torno da 7h30 da manhã. Ao acordar, beba o primeiro copo de limonada. Provavelmente será melhor bebê-la ligeiramente aquecida, já que começar o dia com água fria é um choque para o sistema e pode provocar a formação de gases e edemas. Espere pelo menos meia hora antes de fazer o desjejum ou escovar os dentes.

Desjejum
5 unidades de cada uma das seguintes frutas: amora brava, mirtilo, framboesa, morango e cereja

1 maçã
1 pera
Iogurte orgânico com microrganismos vivos
Um punhado de amêndoas cruas

Pique todas as frutas, misture com o iogurte e polvilhe com as amêndoas.

Lanche da manhã
Beba o segundo copo de limonada. Dez minutos depois, coma uma banana com um punhado de sementes de girassol ou de abóbora.

Almoço
Coma à vontade uma salada de feijão verde e lentilha temperada com suco de limão, vinagre balsâmico e azeite extravirgem. Você pode comer qualquer tipo de feijão e de lentilha, inclusive feijão vermelho, branco, cannellini, manteiga, fradinho, carioquinha e lentilha vermelha, verde ou marrom.

Lanche da tarde
Beba o terceiro copo de limonada. Dez minutos depois, coma pedaços de pepino, rabanete e aipo ou um punhado de nozes e castanhas cruas, sem sal, com frutas secas.

Jantar
Peixe grelhado com legumes cozidos no vapor (não deixe de acrescentar cebola). Você pode comer qualquer legume ou verdura, fresco ou congelado, como cenoura, nabo, rábano, couve,

repolho, pimentão, cogumelo, milho verde, alho-poró, abobrinha, brócolis, couve-flor, tomate, pepino, cebolinha. Você também pode optar por um dos seguintes peixes frescos: bacalhau, esturjão, cavala, salmão, truta, hadoque, atum, camarão, linguado, salmonete, halibute ou linguado-limão. Não deixe de regar o peixe com suco de limão antes de comê-lo. (Se você não come peixe, substitua-o por soja ou tofu e abacate).

OU

Refogue uma seleção de vegetais como bok choy, cebolinha, cogumelo, broto de bambu e de feijão em uma pequena quantidade de azeite extravirgem, com alho, suco de limão, gengibre e pedaços de tofu.

Mais ou menos duas horas antes de se deitar
Tome o copo de limonada, dessa vez com água morna ou quente.

Imediatamente antes de se deitar
Tome um banho quente relaxante com óleos de aromaterapia. Se sentir fome depois do banho, experimente mordiscar um talo de aipo, que é repleto de magnésio, um nutriente calmante.

Procure deitar antes das dez da noite, se possível. Uma boa noite de sono é importante para a perda de peso, porque dormir mal prejudica os hormônios, precipitando alterações metabólicas que nos impedem de processar bem os alimentos. Também pode haver uma ligação entre a falta de sono e o aumento do apetite, portanto nas próximas semanas e meses procure dormir bem toda noite; considera-se ideal dormir entre seis e oito horas por noite.

Tire o máximo proveito de sua desintoxicação de 24 horas

Além das orientações anteriores, algumas regras simples devem ser seguidas se quisermos tirar o máximo proveito da desintoxicação de 24 horas.

Beba somente água e limonada

Apenas durante 24 horas, não beba café, chá (nem mesmo chá verde) ou qualquer refrigerante. Os *únicos* líquidos permitidos são os quatro copos da limonada preparada de acordo com a orientação anterior, água sem gás à vontade (só beba água da torneira se for filtrada) e chá de ervas à vontade. A água é um dos fluidos desintoxicantes mais eficientes e naturais. Não só neste dia, específico, mas em todos os outros você deve procurar beber pelo menos seis copos de água, ou mais, se estiver fazendo exercícios físicos.

Não fume

Caso seja fumante, tente parar pelas próximas 24 horas. Se não for capaz disso, procure fumar o menor número de cigarros que puder e não trague, fume o cigarro como se fosse um charuto. Parar de fumar sem aumentar de peso é um tema que não abordaremos neste livro, mas existem provas contundentes de que o fumo é incompatível com um estilo de vida saudável. O ganho de peso não é inevitável quando se para de fumar, mas é importante procurar orientação médica para deixar o hábito.

Comece a escovar a pele

Compre uma escova de banho e use-a no início da manhã ou no final da noite. Escovar a pele seca pode ajudar a remover toxinas do corpo, porque ativa os nódulos linfáticos, uma área fundamental de desintoxicação. A escovação da pele deve ser feita com o corpo seco e não durante o banho na banheira ou no chuveiro. Você pode tomar um banho ou uma ducha logo depois, para incentivar a circulação, mas não durante o processo. Comece por escovar as solas dos pés, subindo pelas pernas e em seguida pelos braços e costas. Escove o corpo suavemente em direção ao coração, em movimentos longos e abrangentes. Evite escovar pele ferida, veias salientes ou varizes.

Exercícios

Faça os exercícios físicos de sua preferência (a melhor opção pode ser caminhar) durante pelo menos 45 minutos por dia. Se possível, procure suar. Se não quiser caminhar ou correr, toque sua música favorita e dance durante 40 minutos ou em três sessões de 15 minutos ao longo do dia. Não exagere; lembre-se de que toda vez que flexiona, alonga e trabalha o corpo, você está ajudando a linfa a expelir toxinas.

Respire!

Seu modo de respirar pode ter um impacto considerável sobre a saúde, pois o oxigênio é um desintoxicante poderoso. A maioria de nós tem uma respiração superficial, que priva o corpo de um oxigênio muito necessário. O oxigênio não só alimenta os músculos e as células, mas também ajuda a desintoxicar os órgãos e as glândulas. Ele é tão importante quanto beber muita água e comer alimentos saudáveis. Na verdade, a falta de oxigênio pode causar inanição no corpo e no cérebro. Durante o dia da desintoxicação, você deve tentar respirar profundamente durante suas atividades normais, como quando estiver sentado, conversando, executando suas tarefas, caminhando ou relaxando.

Corrija a postura
Encaixar os ombros para trás e ficar de pé com o corpo reto fará você parecer mais alto, deixará o abdome mais reto e a ajudará a parecer quatro quilos mais magro instantaneamente, porque alongar o corpo aumenta a distância entre os quadris e as costelas.

Não faça nada enquanto come
Evite falar com a boca cheia, comer depressa, mastigar chicletes ou ligar a televisão ou o rádio enquanto come. Tais coisas nos fazem engolir mais ar, resultando em estômago estufado.

COMO RESPIRAR CORRETAMENTE

1. Comece deitando-se de costas ou colocando-se de pé, com as costas retas. Caso ache mais confortável, você também pode se sentar em uma cadeira de espaldar reto.
2. Coloque uma das mãos sobre a região do estômago.
3. Respire como costuma fazer e observe se sua mão e seu estômago sobem e descem ou se o peito sobe e desce quando você respira.
4. Quando estamos respirando corretamente, o peito não se move, mas o estômago sobe um pouco quando inspiramos. Quando expiramos, o peito continua imóvel, enquanto o estômago desce ligeiramente.
5. Para respirar corretamente, comece por inspirar lentamente pelo nariz, contando até cinco, permitindo, ao mesmo tempo, que o estômago pressione suavemente a mão para cima.
6. Prenda a respiração enquanto conta até cinco.
7. Solte o ar lentamente pela boca, contando até cinco, enquanto pressiona suavemente o estômago para baixo.
8. Repita esse processo por alguns minutos.
9. Com a prática dessa forma de respiração, logo você conseguirá fazê-la naturalmente durante o dia.

CAPÍTULO TRÊS

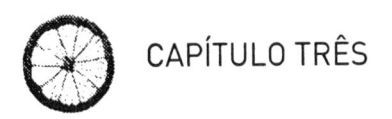

Para começar a Dieta do suco de limão

Antes de começar a incorporar à sua vida os princípios da Dieta do suco de limão, nos próximos sete dias, eis alguns conselhos úteis sobre alimentos e bebidas que você deve comprar ou evitar. Apresentamos também algumas orientações sobre a elaboração e o preparo de pratos saudáveis, o uso de suplementos, a motivação e a definição de metas para perda de peso.

Como comprar

Uma dieta rica em alimentos frescos, não industrializados, é a chave para uma boa digestão e para a redução de peso, mas os supermercados podem ser lugares perturbadores. Se você não tiver total segurança sobre o que deve comprar para ter mais saúde e estimular a perda de peso, a lista a seguir poderá ajudá-lo a decidir.

Os motivos pelos quais você deve comprar ou evitar os alimentos relacionados aqui ficarão claros nos próximos capítulos, mas, por enquanto, use essa orientação como um guia instantâneo de compras. Faça uma cópia dela e leve-a com você quando for às compras. Se puder, prefira alimentos orgânicos. Esse é um passo positivo, porque os orgânicos contêm menos compostos químicos e outras toxinas indesejáveis que exercem um efeito prejudicial sobre a digestão, roubam nutrientes do corpo, desequilibram os hormônios e contribuem para o aumento do peso e para uma saúde ruim geral.*

FEIJÃO/ERVILHA

Os feijões são uma fantástica fonte de nutrientes, mas seu valor nutritivo pode ser reduzido se eles forem enlatados ou cozidos com gordura e sal. Evite comprar feijão congelado ou enlatado com sal, açúcar e conservantes. Em vez disso, prefira o feijão seco ou o enlatado preparado com água e cozido sem gordura animal ou sal. A maioria das leguminosas secas (exceto a lentilha) precisa ficar de molho de um dia para outro antes do cozimento. Como alternativa, muitos supermercados oferecem feijões orgânicos enlatados que contêm pouco sal e nenhum açúcar desnecessário. O homus, ou pasta de grão-de-bico, pode ser comprado pronto na maioria dos supermercados.

BEBIDAS

Evite bebidas alcoólicas, café, chocolate, sucos de fruta pasteurizados e/ou adoçados e bebidas gasosas. Prefira chá verde, chá de ervas, sucos de frutas e legumes frescos (de preferência orgânicos), bebidas de grãos de cereais (substitutos do café) e água mineral ou filtrada. O chá preto (sem leite) pode ser bebido com moderação, mas evite tomar mais do que duas ou três xícaras por dia.

---

* No Brasil, o site www.planetaorganico.com.br disponibiliza boas informações a respeito. (*N. da R.*)

LATICÍNIOS

Os laticínios são uma fonte de proteínas, mas evite os queijos cremosos, os sorvetes e os queijos coloridos artificialmente, pois contêm muita gordura saturada, corantes e conservantes. É melhor evitar os laticínios semidesnatados, porque eles tendem a conter muito açúcar, o que dificulta a digestão das proteínas e da lactose, aumentando o risco de má digestão e deficiências nutricionais. Os laticínios integrais podem ser consumidos de forma moderada, mas procure comer mais iogurte orgânico com micro-organismos vivos e menos queijo ou leite. Evite os iogurtes com aromas artificiais e industrializados; compre iogurte orgânico com cultura viva de *Lactobacillus acidophilus* e acrescente frutas. Opte por quantidades moderadas de manteiga orgânica ou margarina não hidrogenada, em vez de usar pastas dietéticas, para evitar os ácidos graxos trans. Se você tiver alergia ou intolerância ao leite, experimente leite de cabra, soro de leite, leite de arroz, leite de soja e todos os produtos de soja. Caso esteja preocupado com a ingestão de cálcio, existem muitos outros alimentos com alto nível desse nutriente, inclusive as sementes de gergelim, as folhas verdes e as nozes e amêndoas.

OVOS

Se possível, compre ovos caipiras. Eles não contêm os hormônios e antibióticos tóxicos presentes nos ovos de granja.

PEIXE

Evite todos os peixes fritos, crustáceos, peixes salgados, anchova, arenque e os peixes enlatados com óleo e sal. Em vez disso, prefira peixes brancos de água doce, salmão, peixes cozidos ou assados e o atum conservado em água. O peixe fresco é melhor, mas o congelado também é bom. Os peixes de água doce e os oleosos são ricos nas gorduras consideradas benéficas, conhecidas como Ômega-3, que são essenciais para reduzir o colesterol e promover a saúde e o bem-estar. Eles também têm baixo teor de sal, de gorduras saturadas e de aditivos que roubam nutrientes.

FRUTAS

As frutas são ricas em fibra essencial, vitaminas, minerais e antioxidantes, mas se você não estiver comprando produtos orgânicos, não deixe de lavar ou descascar cuidadosamente as frutas antes de comê-las para remover os pesticidas. Evite as conservas de frutas em lata ou vidro que contenham adoçantes. Prefira as frutas frescas, em compota, congeladas ou secas, sem adoçantes e sem o agente conservante dióxido de enxofre.

GRÃOS

Evite todos os produtos de farinha branca, o arroz branco, macarrão, biscoitos, flocos de cereais, aveia instantânea e outros tipos de mingau. Prefira os grãos integrais e produtos que os contém: flocos de cereais, pães, bolinhos, biscoitos integrais, creme de trigo ou flocos de centeio, trigo sarraceno, painço, aveia, arroz integral e arroz selvagem. Os cereais integrais estão carregados de nutrientes energéticos e de fibras, que promovem a digestão, enquanto dos produtos refinados foram removidos os nutrientes e as fibras.

CARNES

Evite a carne vermelha, todos os tipos de carne de porco, salsicha, mortadela, carnes defumadas, marinadas e processadas, carne bovina em conserva, pato, ganso, costeletas e vísceras. O ideal é evitar carnes, principalmente a vermelha, que foi associada ao câncer de mama e de intestino. Mas se você precisar comer, prefira as variedades magras e opte pelo frango ou peru orgânico, sem pele e sem empanar.

NOZES E AMÊNDOAS
Consuma frescas e cruas todas as nozes, amêndoas e sementes, em vez das salgadas ou assadas.

ÓLEOS
Prefira os óleos extraídos por prensagem a frio: azeite extravirgem e os óleos de milho, cúrcuma, gergelim, linhaça, soja, girassol e canola; margarina feita desses óleos e maionese sem ovos.

REFEIÇÕES PRONTAS
Evite absolutamente.

TEMPEROS
Prefira usar alho, cebola, pimenta-de-caiena, ervas finas, legumes desidratados, limão, algas, alga marinha vermelha e vinagre de cidra puro.

SOPAS
Evite as sopas enlatadas, preparadas com sal, conservantes, glutamato monossódico (na sigla em inglês, MSG) ou gordura, além de todas as sopas cremosas. Em vez disso, prefira sopas caseiras, sem sal, gorduras e conservantes, tais como as de feijão, lentilha, ervilha, legumes, tomate, cenoura e espinafre.

AÇÚCAR
Evite os açúcares provenientes da cana: branco, mascavo ou cristal; evite também xarope de milho, chocolate, doces, frutose, todos os xaropes (a não ser o xarope puro de bordo), todos os sucedâneos de açúcar e as geleias e gelatinas preparadas com açúcar. Em seu lugar, prefira o xarope de cevada ou arroz, o mel puro, o xarope de bordo puro, o melaço isento de enxofre e o xilitol.

LEGUMES E VERDURAS
Evite todos os legumes enlatados ou congelados com sal e aditivos. Os aditivos acrescentados aos legumes enlatados podem roubar nutrientes essenciais chamados fitoquímicos — substâncias extraordinariamente benéficas para o coração, a pele, o cabelo e a medida da cintura. Compre os vegetais crus, frescos ou congelados sem sal e sem aditivos, de preferência orgânicos.

Instruções de preparo

Uma boa nutrição que garanta digestão saudável e queima de gorduras não é apenas uma questão de escolher os alimentos "certos". Também é importante preparar esses ingredientes de forma a manter seus benefícios nutricionais. As estratégias de preparo e os ingredientes substitutos apresentados neste guia podem ajudar a manter e, em alguns casos, aumentar o valor nutricional e digestivo de seus pratos favoritos. Eles também podem ajudar a atender às recomendações dos organismos governamentais para a redução da obesidade e do risco de doenças cardíacas e câncer, proporcionando-lhe mais saúde geral.

COMA MAIS ALIMENTOS CRUS
O cozimento pode destruir nutrientes valiosos e enzimas digestivas. (Ingerir a comida muito quente não é uma boa prática, porque pode causar dispepsia e problemas nas gengivas e na garganta.) Isso não significa adotar uma dieta que consista apenas de alimentos crus, já que alguns ingredientes, como o feijão, os ovos e a carne magra, não devem ser comidos sem cozimento. O que você precisa é comer mais alimentos crus; sempre que consumir uma refeição cozida, tenha o cuidado de equilibrá-la com alimentos crus. O que funciona melhor para a digestão é combinar alimentos crus e cozidos.

PREPARE A COMIDA COM CUIDADO

Quando cozinhar alimentos frescos, você sempre deve ter como objetivo reter a maior quantidade possível de nutrientes. Uma vez que o alimento fresco tenha sido cortado, descascado ou aberto, os efeitos destrutivos do ar, da luz e do calor reduzem os nutrientes pela oxidação; o simples ato de cortá-lo libera uma enzima que mata a vitamina C. Para evitar a perda de nutrientes, pique os vegetais, frutas, nozes, sementes e ervas o mais próximo possível da hora de cozinhar e servir. Em vez de descascar, escove as cenouras, nabos e batatas, uma vez que muitos dos nutrientes saudáveis encontram-se logo abaixo da casca. Regue os legumes e as frutas cortados com suco de limão para minimizar a perda de nutrientes. Não deixe de molho os vegetais preparados, pois a água remove os nutrientes solúveis. É possível que um processador seja um bom investimento, já que facilita o ato de picar os ingredientes frescos imediatamente antes de cozinhar.

USE POUCO O FOGÃO

Escolha métodos de preparo que mantenham o sabor, a cor e os nutrientes, como assar, escaldar, cozinhar no vapor ou refogar. Cozinhe os vegetais no vapor, em vez de fervê-los, e evite cozinhar em altas temperaturas (a não ser quando refogar rapidamente) e durante muito tempo. Uma exposição prolongada ao calor e aos líquidos pode destruir ou roubar nutrientes valiosos, portanto cozinhe os alimentos o menos que puder. Evite assar carnes na churrasqueira a carvão, já que isso produz compostos cancerígenos. Não tente comer a carne carbonizada.

Comidas fritas ou muito grelhadas podem produzir radicais livres e aumentar a ingestão de gorduras pouco saudáveis. Caso seja preciso fritar, adicione ao óleo extraído a frio uma pequena quantidade de água e nunca deixe o óleo aquecer a ponto de emitir fumaça. Refogar os legumes é sempre um método saudável de preparo, já que eles são cortados em pedaços pequenos e finos para que possam cozinhar rapidamente. Os nutrientes são preservados e é preciso apenas uma quantidade muito pequena de óleo para preparar a comida.

Ainda não sabe se o preparo dos alimentos em micro-ondas tem efeitos tóxicos, portanto é melhor limitar uso desse recurso ou usá-lo somente nas emergências.

PROCURE SUBSTITUIR O SAL

Em lugar de adicionar sal aos alimentos, use ervas, temperos, vinagre e suco de limão. Os alimentos já possuem uma grande quantidade de sal embutido, e isso pode causar retenção de líquidos e edema, além de aumentar a pressão sanguínea. Regue com suco de limão: legumes, verduras, macarrão, sopas, arroz, peixe e cozidos. Isso realçará tanto o sabor que você poderá diminuir o uso de sal.

ACRESCENTE HORTALIÇAS

Sempre que puder, acrescente legumes e verduras para garantir as cinco porções diárias. Experimente mais variedade de verduras nas saladas; tente novas misturas de legumes; inclua-os picados nos assados e acrescente legumes diferentes em sopas e cozidos. Use a casca de limão ou pedaços de pimentão vermelho e amarelo para realçar o sabor. Experimente molhos de vegetais e *chutney* de frutas como acompanhamento para peixes ou aves, em lugar de usar caldo de carne e molhos pesados.

CUIDADO COM A GORDURA

Prefira azeite extravirgem ou óleo de girassol. Remova a gordura visível quando estiver cozinhando, enxugue as frituras com papel toalha para absorver o excesso de gordura e deixe a sopa esfriar, depois reaqueça-a e sirva, para poder remover a gordura da superfície.

Diminua a quantidade de gordura nos pães e bolos, substituindo até a metade da manteiga ou margarina por maçã cozida, purê de ameixa, suco de limão e bananas amassadas, ou iogurte. Isso funciona! Substitua em suas receitas a farinha branca por farinhas integrais. Experimente usar farinha de trigo integral, farinha de aveia ou linhaça em pães e bolinhos, ou experimente a farinha de soja em biscoitos e pães.

OPTE POR SOBREMESAS LEVES
Tente consumir mais sobremesas com frutas, por exemplo: frutas frescas, frutas cozidas e tortas, em vez de bolos e biscoitos. Prefira o sorvete italiano ao sorvete cremoso. Sirva bolo com frutas, em vez de cobertura ou creme chantilly.

USE PANELAS ADEQUADAS
O melhor para a saúde é usar panelas de aço inoxidável, ferro, esmalte ou vidro. Evite todos os utensílios de alumínio, já que esse metal é muito tóxico e pode penetrar nos alimentos durante o processo de cozimento. O mesmo se aplica a embrulhar os alimentos em papel-alumínio.

◆

O uso de métodos de preparo saudáveis e a inclusão de mais alimentos crus, legumes, verduras, frutas e grãos integrais em suas receitas contribuirá para refeições mais nutritivas e para melhorar sua digestão e sua saúde geral.

Os suplementos

Os suplementos nutricionais podem melhorar a saúde digestiva porque, como já vimos, uma digestão saudável depende de uma gama de nutrientes que, em geral, faltam na dieta. Há uma imensa variedade de suplementos digestivos à disposição; descrevemos a seguir os mais recomendados pelos nutricionistas.

Vitaminas e minerais

Em um mundo ideal, você obteria dos alimentos todos os nutrientes necessários. Contudo, hoje em dia, grande parte do que comemos foi privado dos nutrientes essenciais pelo processo de industrialização e pelos usos de aditivos, conservantes e pesticidas. Um bom suplemento de vitaminas e minerais é uma apólice de seguro muito útil. É quase impossível ocorrer uma superdosagem de nutrientes se tomarmos um suplemento que contenha a IDR (ingestão diária recomendada) de vitaminas e minerais. Assegure-se de que seu suplemento contenha as vitaminas A, B, C, D e E, além de manganês, cromo, selênio e zinco. Todos esses nutrientes são importantes para a digestão, ajudando a promovê-la e a favorecer uma função saudável do fígado.

Pró-biótica

No trato digestório vivem trilhões de bactérias, nem todas boas para a saúde. No entanto, se você tiver a quantidade suficiente de bactérias benéficas, estas poderão ser sua primeira linha de defesa contra as bactérias e outros vírus prejudiciais, que inibem a digestão. As bactérias benéficas são conhecidas como pró-bióticas. As três mais importantes são a *Bifidobacteria*, o *Lactobacillus acidophilus* e o *Lactobacillus salivarius*. Já se verificou que todas três reduzem o nível de bactérias pouco saudáveis, restauram o revestimento do intestino e inibem os micróbios causadores de doenças.

É possível comprar suplementos pró-bióticos em lojas de produtos naturais, supermercados e farmácias. No entanto, a não ser que você tenha sofrido de uma infecção e precise fortalecer seu trato digestório ou que um nutricionista tenha receitado para você uma série de pró-bióticos, não há necessidade de tomar um suplemento dessas bactérias. É melhor consumir sua dose de pró-bióticos na forma de alimentos fermentados como missô, pão fermentado e chucrute, e ter o cuidado de consumir diariamente um iogurte natural "vivo", que contenha *Lactobacillus acidophilus*. A inclusão desses alimentos em sua dieta é uma boa maneira de promover a saúde das bactérias intestinais.

Os melhores alimentos para nutrir as bactérias intestinais são os fruto-oligossacarídeos (FOS), também conhecidos como pré-bióticos. A banana, a cevada, as frutas, a cebola e a soja são especialmente ricos nesses nutrientes. Em geral, consumir uma dieta rica em frutas, legumes e verduras promove o crescimento das bactérias benéficas, enquanto uma alimentação que contenha muita carne provavelmente estimulará as bactérias tóxicas.

Bons conselhos antes de prosseguir

Nos estágios iniciais da Dieta do suco de limão, haverá dias em que será difícil manter a motivação. Use as dicas a seguir para ajudar-se a ficar longe do bolo de chocolate.

Faça um diário de dieta

Comece a anotar tudo o que come e bebe, para poder acompanhar seu progresso e não permitir a invasão de guloseimas calóricas e pouco saudáveis. Você também deve escrever sua promessa de comer alimentos saudáveis, perder peso e sentir-se melhor, voltando a lê-la quando sentir desânimo. Isso talvez pareça estranho, mas pode realmente ajudá-lo a se manter nos trilhos.

Pense positivo
Caso sinta vontade de desistir porque se sente deprimido, pense em como será bom quando alcançar sua meta de perda de peso. Você precisa saber o que espera da redução de peso e deve manter o foco nisso. Por outro lado, você também pode formar poderosas imagens mentais de como se sentirá e de sua aparência no futuro, caso não perca peso.

Encontre um colega de dieta
Se você não é capaz de conjurar o entusiasmo necessário para fazer exercícios e preparar refeições saudáveis, pode ser interessante encontrar um colega de perda de peso. As pesquisas mostram que as pessoas que se associam a um amigo para perder peso tendem a ser mais motivadas do que as que fazem dieta sozinhas. No entanto, escolha esse amigo com cuidado — você precisa de alguém que o inspire a persistir, não de alguém que o encoraje a trapacear ou que seja competitivo e faça você se sentir um fracasso. E convide seu cônjuge e seus filhos para participarem. A Dieta do suco de limão é repleta de nutrientes bons para toda a família.

Mantenha o interesse
Caso você esteja cansada da dieta, provavelmente está comendo muito dos mesmos alimentos. Para emagrecer e ficar em forma, você precisa abandonar a ideia de que uma alimentação saudável consiste em alface murcho e pepino sem graça: comece a vê-la como um desafio para sua criatividade. Assuma o compromisso de experimentar um novo alimento fresco por semana. Acrescente sabor na forma de temperos e ervas, e aumente sua cota de legumes e verduras, fazendo delas o prato principal, em vez de um acompanhamento.

Seja ativo

Você não é a única a se sentir cansada demais para fazer atividades físicas. Uma pesquisa recente descobriu que quase 60 por cento dos indivíduos acham que não têm energia para se exercitar, mas o fato é que quanto mais exercícios fizermos, mais energia teremos. Quando se sentir cansada demais para fazer qualquer coisa, experimente agir como se tivesse muita energia. Faça de conta que é uma atleta ou uma celebridade. Isso parece maluquice, mas se você pensar sobre o que faria uma pessoa com muita energia, isso poderá estimulá-la a fazer o mesmo — dessa forma, você se tornará o tipo de pessoa em que está pensando.

Premie-se

Comemore e premie-se por qualquer sucesso, por menor que seja. As recompensas mantêm a motivação e promovem a autoestima. Mas não comemore a perda de alguns gramas degustando um prato altamente calórico. Em vez disso, faça uma massagem, vá ao cinema ou compre roupas novas.

Estabelecendo metas de perda de peso

Para estabelecer suas metas de perda de peso, você pode usar a balança do banheiro ou medidas como o índice de massa corporal (IMC) ou a razão cintura-quadril, mas lembre-se de que esses valores são aproximados. Muitos fatores afetam o peso, como, por exemplo, a retenção de líquidos, as flutuações hormonais e a massa muscular. Portanto, é melhor encarar esses resultados com um pouco de ceticismo. Por exemplo, o IMC é afetado pela quantidade de músculos do corpo: se você tiver mais músculos, seu peso na verdade poderá ser considerado mais alto do que aquele considerado saudável na tabela do IMC, mesmo que você tenha um bom percentual de gordura corporal. Você precisará descobrir que medida funciona melhor no seu caso, mas a melhor forma de perder peso é focalizar menos os valores calculados, números e tamanhos, e mais em fazer escolhas alimentares adequadas todos os dias, para estimular a digestão e a queima de gorduras.

Se você tiver definido para si metas muito rígidas, digamos, perder três quilos e meio por semana ou nunca mais comer chocolate, precisará encarar a realidade. Defina uma meta de dieta e perda de peso que seja realista, de modo a sentir que está realizando alguma coisa, não que está fracassando. Em vez de dizer "em um mês vou diminuir a medida da minha roupa em dois tamanhos", procure tonificar os braços e as coxas. Essa é uma meta muito mais específica; ao se submeter a menos pressão, você verá que o peso simplesmente desaparece de forma natural. Comece por adotar em sua vida diária um princípio da Dieta do suco de limão de cada vez, ao invés de cortar bruscamente todos os seus vícios alimentares — logo você terá adotado mais dois ou três princípios e, em seguida, os três restantes.

As pesquisas mostraram que uma perda gradual de peso é mais fácil de manter. Com a Dieta do suco de limão você perderá peso, mas para ter certeza de que ele não retornará será preciso que isso aconteça gradualmente e que você estabeleça metas realistas.

Portanto, quando pensar sobre o que espera deste novo plano de alimentação e exercícios, seja realista. Uma perda de peso saudável ocorre gradualmente. Planeje-se para perder não mais que meio quilo ou um quilo por semana. Um emagrecimento mais rápido significa perder água ou tecido muscular, e não gordura. Faça com que suas metas viáveis sejam "metas de processo", como, por exemplo, comer mais frutas e vegetais, em vez de "metas de resultado", como perder 23 quilos. Mudar o processo — os hábitos — é a chave para a perda de peso.

Com frequência, quem faz dieta cria para si mesmo situações "sem chance de ganho", porque estabelece metas e expectativas pouco realistas sobre como se tornará "perfeito" e quanto peso irá perder. Apesar de tudo o que muitos de nós gostaríamos de pensar, ninguém é perfeito. Portanto, toda vez que jurar nunca mais comer batatas fritas ou prometer que sempre irá controlar o que come, você estará fadado ao fracasso por insistir na perfeição. Para piorar a situação, ao violar seus próprios padrões rígidos, você ficará desapontado consigo mesmo e poderá comer ainda mais por causa da frustração.

Lembre-se de que errar é humano — todo mundo passa por contratempos. Portanto, tire o imperativo do seu vocabulário e procure comer e viver de forma saudável durante 80 por cento do tempo. É simplesmente impossível comer alimentos saudáveis o tempo todo. O fato de comer uma guloseima ocasional — uma barra de chocolate, um sorvete, um cappuccino duplo com creme ou um doce — não significa que você fracassou. O perigo está nos excessos. É realmente importante que você aprecie o que come e se permita uma indulgência de vez em quando. Portanto, embora na Dieta do suco de limão certos alimentos devam ser evitados, nenhuma comida é totalmente proibida.

(Para mais dicas sobre como ter sucesso na Dieta do suco de limão e como continuar motivado, principalmente quando a perda de peso estacionar, veja o Capítulo 8: Como manter a motivação.)

CAPÍTULO QUATRO

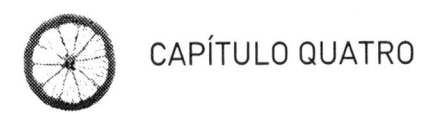

Os sete princípios da Dieta do suco de limão

Nesta dieta não há estratagemas ou truques e você não precisará contar calorias. Lembre-se, a Dieta do suco de limão não é como as outras. Você é encorajado a comer mais, não menos, desde que os alimentos consumidos sejam ricos em nutrientes e possam melhorar a digestão, estimular o metabolismo e ajudá-lo a perder peso de forma definitiva.

Mais adiante, você encontrará os sete princípios básicos da Dieta do suco de limão, as razões pelas quais cada um dos seus princípios pode ajudá-lo a perder peso e também sugestões úteis de cardápio e refeições programadas. Você pode seguir à risca o programa das refeições ou utilizá-lo como uma indicação da direção correta. Receitas e conselhos sobre compra, preparo e consumo de limões podem ser encontrados no Capítulo 6.

Sugerimos que você incorpore em sua dieta um novo princípio por dia, durante um período de sete dias; contudo, leve tranquilamente mais tempo caso sinta que é necessário, e não passe para o próximo princípio enquanto não se sentir confortável com o anterior. Às vezes, fazer muitas mudanças de uma vez pode ser assustador, portanto, descubra o que funciona melhor para você.

Dia 1

Princípio: começar o dia bebendo suco de limão diluído e beber muita água durante o dia.

A primeira coisa que você deve fazer pela manhã é beber um copo de suco de limão com água morna. Não é preciso adicionar pimenta-de-caiena e xarope de bordo, como fez na mini-"desintoxicação" de 24 horas (*ver Capítulo 2*). Você também deve beber mais água durante o dia.

Por quê?

Como vimos na mini-"desintoxicação", começar o dia com um copo de suco de limão e água é uma excelente forma de estimular o sistema digestório e favorecer o funcionamento do intestino. Portanto, mesmo que você não faça mais nada, comece todos os dias com um copo revigorante de limonada! Talvez você também queira tomar um ou dois copos da limonada mais tarde, ao longo do dia. Assegure-se também de beber de seis a oito copos de água por dia, ou até mais caso esteja fazendo exercícios físicos.

Dois terços do corpo são compostos de água. É importante manter elevada a ingestão de líquidos, já que a água é essencial para todas as funções do corpo. Podemos sobreviver sem comida durante quase cinco semanas, porém sem água não duramos mais que alguns dias.

A água também é crucial se você precisar perder peso, porque possui papel fundamental na digestão e na evacuação saudável. Ela também mantém a pele brilhante e as células em boa condição de funcionamento, além de levar vitaminas, minerais e outros nutrientes até os órgãos. Além disso, para que o fígado possa decompor e eliminar as toxinas, você precisa beber muita água. Se não beber a quantidade suficiente, começará a se sentir tonto, cansado e inchado, e também poderá ter problemas digestivos.

Como?

Para preparar o suco de limão do início da manhã, esprema um limão em um copo de água filtrada e aquecida. Para extrair o suco, você pode usar um espremedor ou simplesmente espremer o limão com a mão. Beba a limonada em jejum, assim que acordar, e depois siga sua rotina normal, por exemplo, tomando banho e se vestindo. Não beba ou coma nada durante meia hora, para dar ao limão o tempo necessário para operar sua mágica.

É realmente importante beber de seis a oito copos de água filtrada durante o dia, mesmo que você não sinta sede. Se sentir sede, talvez já esteja desidratado. Porém, não beba líquidos durante a refeição ou o lanche, já que isso poderá confundir o sistema digestório. É melhor beber líquidos entre as refeições. Se beber muita água entre elas, é possível que sinta menos fome; quando sentimos fome, às vezes não estamos realmente famintos, apenas com sede. Lembre-se, também, que no tempo quente, quando estiver perdendo fluidos por causa do suor, será preciso aumentar significativamente a ingestão de líquidos.

Procure ter certeza de beber água filtrada, porque a água da torneira geralmente está contaminada com toxinas e compostos químicos que roubam nutrientes e podem desequilibrar os hormônios e causar oscilações na taxa de açúcar, o que causa aumento de peso. A forma mais rápida e simples de filtrar água é comprar uma talha com filtro, facilmente encontrada em supermercados. Use água filtrada também para cozinhar e preparar bebidas quentes e frias. Como alternativa, compre água engarrafada em vidro, e não em garrafas de plástico. Certa quantidade de resíduo do revestimento da lata ou do plástico sempre se dissolve no líquido, razão pela qual as garrafas de vidro são melhores.

Embora água pura seja a melhor bebida para matar a sede e hidratar o corpo, não esqueça que as frutas e vegetais são compostos por 90 por cento de água.

Uma maneira de garantir que está bebendo líquidos suficientes é encher uma jarra ou garrafa com a quantidade necessária de água e bebê-la durante o dia. Leve-a com você no carro ou para o trabalho, mantendo-a a seu lado o tempo todo. Se na hora de dormir o recipiente estiver vazio, você saberá que cumpriu seu objetivo.

Embora o primeiro princípio lhe peça para beber mais, isso não inclui bebidas alcoólicas, chá ou café. O álcool tem muitas calorias, portanto, durante a Dieta do suco de limão é melhor limitar sua ingestão a não mais que um copo pequeno por dia. Estudos mostram que uma pequena quantidade de álcool — principalmente vinho tinto — pode fazer bem ao coração. O mesmo acontece com o café e chá: não é preciso bani-los completamente. Os estudos mostram que eles podem ter um efeito benéfico para a saúde se o consumo for menor que 300 mg diários, portanto preste atenção para não tomar mais que duas ou três xícaras por dia. Fazer dieta não é só se privar.

As bebidas gasosas causam inchaço e gases, portanto não são uma escolha inteligente se você tiver problemas digestivos. Água é a melhor bebida para matar a sede e hidratar o corpo e também para evitar fadiga, pele seca, olhos irritados e rugas. Ela fica ainda melhor se vocês adicionar-lhe um pedacinho de casca de limão para dar sabor. Coloque algumas gotas de suco de limão na água para lhe dar sabor (o que possivelmente irá estimular um consumo maior) e, como você verá mais tarde, para diminuir o impacto do que estiver comendo sobre a taxa de açúcar no sangue. Suco fresco diluído é ótimo, mas tenha cuidado com sucos de fruta que se afirmam puros, mas estão carregados de açúcar e aditivos. Também existe uma grande quantidade de chás de ervas disponíveis no mercado. Finalmente, nem é preciso dizer que beber dois ou três copos de limonada a mais, além da bebida matinal, é uma excelente forma de aumentar a ingestão de líquidos.

Programa de refeições do dia 1
Experimente beber um copo de água meia hora antes de cada refeição ou lanche, para garantir a ingestão de seis a oito copos por dia.

Em jejum
1 copo de suco de limão diluído em água morna.

Desjejum
1 tigela de salada de frutas com iogurte natural "vivo" e
    2 colheres de sopa de aveia cozida
1 copo de 300 ml de leite de soja ou leite orgânico

Lanche da manhã
8 amêndoas sem sal
1 copo de suco de frutas fresco, diluído com água

Almoço
Sopa de legumes feita em casa (página 117) ou sopa pronta
    em embalagem longa-vida
2 fatias de pão integral recheado com salada e polvilhado
    com queijo ralado

Lanche da tarde
2 biscoitos de aveia com 1 colher de sopa de queijo cottage e tomates cereja.

Jantar
Peixe, tofu ou frango grelhado, regado com molho de limão e azeite de oliva (página 115)
Hortaliças refogadas (seleção de folhas: couve, repolho branco chinês — pak choi — e espinafre) servidas com uma colher de chá de sementes de gergelim
Pêssegos assados com canela
Ponche quente de limão (página 110)

Dia 2

Princípio: o poder da vitamina C

Hoje, além de beber o suco de limão em jejum e muita água durante o dia, você precisará comer pelo menos cinco porções de frutas e legumes, para garantir a ingestão de vitamina C suficiente. O ideal é que você tente comer duas porções de frutas e de três a quatro porções de legumes e verduras. Uma porção de hortaliças equivale a aproximadamente 200 g do vegetal cru ou 100 g do vegetal cozido. Uma porção de frutas é um pedaço de tamanho médio de uma fruta como maçã, banana, laranja ou limão. Se durante o dia você ingerir a fruta e o suco de um limão, além de pelo menos quatro porções de frutas e legumes, definitivamente estará ingerindo vitamina C suficiente em sua dieta.

Por quê?

Todos os legumes e verduras e a maioria das frutas são usinas nutritivas com poucas calorias. Esses vegetais são ricos em vitaminas, minerais, fibras e outros nutrientes que podem aumentar a imunidade, equilibrar os hormônios, acalmar o sistema nervoso, ajudar a digestão e contribuir para a perda de peso. Um dos nutrientes mais importantes para o metabolismo das gorduras e a perda de peso, encontrado em abundância na maioria dos legumes e frutas, é a vitamina C, da qual — como vimos na página 27 — o limão é a fonte ideal.

Ajudar a controlar o peso não é o único benefício de comer mais frutas e hortaliças. As dietas ricas em frutas, legumes e verduras podem ajudar a reduzir o risco de alguns tipos de câncer e outras doenças crônicas.

Como?

Pode parecer difícil encontrar espaço para tantas porções de frutas e legumes, mas beber o suco de um limão e usar sua casca no preparo de pratos também conta como uma porção. Eis outras maneiras muito fáceis de conseguir as cinco porções diárias:

- Misture frutas picadas com os flocos de cereais. Não precisa ser sempre banana — experimente abacaxi, morango ou maçã ralada.
- Não esqueça as frutas congeladas — são tão nutritivas quanto as frutas frescas e muito fáceis de comer. Experimente deixar fora da geladeira uma tigela de frutas silvestres variadas, congeladas, antes de ir para a cama e, pela manhã, acrescentar-lhes iogurte e um punhado de nozes ou castanhas, para ter um desjejum saboroso. As frutas e os legumes congelados são boas opções quando não há disponibilidade de vegetais frescos. Contudo, tenha o cuidado de escolher aqueles que não contêm açúcar, xaropes, molhos cremosos ou outros ingredientes que acrescentam calorias.
- Faça um investimento em um extrator de sucos e prepare seus próprios sucos frescos, como os de maçã com cenoura, banana com maçã, maçã com aipo, manga com pera ou qualquer fruta de que você goste mais.
- Frutas secas fornecem um excelente lanche expresso, já que são fáceis de carregar e repletas de fibras. Damasco, passas, ameixa e figo são opções deliciosas, mas saiba que as frutas secas só podem contar como uma das cinco porções, não importa quantas você coma.
- Use o poder dos alimentos crus! Lanche legumes crus, como cenoura, aipo e pepino ou brotos de vegetais como

a alfafa. Mergulhe-os em molho de tomate e você terá ainda mais poder antioxidante.

- Experimente preparar ou comprar sopas de legumes ou verduras, como as de cenoura, tomate ou agrião; mas se comprá-las, evite as variedades que contenham sal, aditivos e conservantes.
- Não deixe de comer dois tipos de legumes e verduras no jantar.
- Busque opções práticas! Entre elas estão os legumes que você pode cozinhar no vapor, os cogumelos cortados que podem ser refogados em poucos minutos, os legumes semiprontos para refogados e as folhas para salada.
- Não se esqueça das leguminosas! O feijão e outras leguminosas — como o feijão fradinho, a lentilha e o grão-de-bico — contam como uma porção, mas somente uma, não importa quanto delas você coma. Adicione uma mistura de feijões enlatados às sopas, cozidos ou saladas.
- Procure ter a maior variedade de cores que puder. Portanto, se estiver comendo uma salada verde, acrescente o colorido de pimentões amarelos, cenoura e tomate. Isso garante a gama mais ampla possível de nutrientes benéficos para a saúde.
- Experimente algo novo toda semana. Deve haver toneladas de variedades de frutas e legumes que você nunca provou; portanto, compre e coma outras variedades.

Programa de refeições do dia 2
Hoje, sempre que sentir fome, coma pedacinhos de legumes crus ou um delicioso pedaço de fruta.

Em jejum
1 copo de suco de limão diluído em água morna.

Desjejum
1 ovo poché
2 fatias de torrada de pão integral com um pouco de manteiga e um tomate grelhado
1 maçã
300 ml de leite de soja ou leite orgânico

Lanche da manhã
2 damascos frescos ou secos e um punhado de amendoim sem sal
Suco de maçã, agrião e limão (página 111)

Almoço
1 colher de sopa de feijão fradinho, 1 de grão-de-bico, 1 de feijão branco, misturados com tomate e pimentão verde e temperados com suco de limão
1 pão francês de farinha integral
1 porção grande de salada verde com cebolinha
1 kiwi

Lanche da tarde
1 biscoito de aveia com queijo cottage e morangos

Jantar
cozido vegetal (página 129)
1 banana grelhada, coberta com 2 quadradinhos derretidos de chocolate meio amargo de boa qualidade

Dia 3

Princípio: equilibrar a taxa de açúcar no sangue

Depois de ter bebido o copo de suco de limão em jejum e de ter feito uma anotação mental para comer as cinco porções do dia, você pode começar a pensar no próximo princípio da Dieta do suco de limão: equilibrar a taxa de açúcar no sangue.

Por quê?

Irritabilidade, instabilidade emocional, esquecimento, ansiedade, confusão mental, baixa concentração, aumento de peso, fadiga e dor de cabeça são sintomas da flutuação da taxa de açúcar no sangue. Equilibrar a glicose é uma das melhores formas de promover a perda de peso. Isso acontece porque um nível baixo de açúcar no sangue provoca um intenso desejo de comer — em geral, doces e comidas que engordam. Além disso, quando a taxa de açúcar no sangue aumenta muito, o mesmo acontece com a insulina. Esse hormônio ajuda a levar o açúcar (glicose) do sangue para as células, onde será usado como energia. Em outras palavras, a insulina promove o armazenamento da gordura — uma das razões pelas quais a flutuação da taxa de açúcar no sangue tende a fazer engordar. Sucessivos estudos mostraram que níveis altos de insulina estão associados com a obesidade.

Como?

Quando se trata de manter constante a taxa de açúcar no sangue, mais uma vez o limão é nosso aliado. Regar a refeição com algumas colheres de chá de suco puro de limão ou usar a casca e o suco no preparo de pratos pode diminuir o impacto dos alimentos sobre a taxa de açúcar no sangue, por garantir que o açúcar seja liberado na corrente sanguínea de forma constante e gradual. Isso significa que os níveis de insulina não ficam tão altos e o açúcar não é armazenado na forma de gordura. Apenas uma ou duas colheres de chá de suco de limão podem ser suficientes para diminuir em até 30 por cento o impacto de uma refeição. O vinagre pode ter um efeito semelhante.

Coma proteína

Outra maneira excelente de manter estável a glicose no sangue é não deixar de comer um pouco de proteína em cada refeição. A proteína tem um efeito estabilizante sobre o açúcar no sangue porque retarda a absorção dos carboidratos e gorduras consumidos simultaneamente. Ela também fornece ao corpo um suprimento constante de aminoácidos, necessários para construir e restaurar as células e para manufaturar os hormônios e compostos químicos cerebrais. Como seu corpo não é capaz de armazenar proteínas, você precisa de um fornecimento constante e deve comer pequenas porções de proteína de boa qualidade em cada refeição, ou seja, comer arroz e macarrão integral, pão integral, legumes, nozes e castanhas, feijões, sementes, derivados de soja, ovos e peixe. Você verá que é muito simples incluir proteínas nas refeições; por exemplo, como lanche você pode comer uma torrada de trigo integral com manteiga de amendoim, arroz com feijão, ou uma fruta com um punhado de nozes e sementes. Para facilitar a digestão da proteína, regue os pratos com suco de limão. Sirva várias fatias de limão com o peixe, que não seria o mesmo sem essa fruta.

Coma regularmente

Além de usar suco de limão, talvez a melhor forma de manter estável a taxa de açúcar no sangue é comer regularmente. A taxa de glicose e o metabolismo caem acentuadamente quando você passa um longo período sem comer. Comer cinco ou seis vezes por dia combate a fome, a fadiga e a baixa concentração e garante que o metabolismo se mantenha ativo e eficiente, queimando gorduras mesmo quando você está em repouso. O planejamento ideal das refeições é comer um bom desjejum, seguido por um lanche no meio da manhã, um bom almoço, um lanche no meio da tarde e um jantar leve. Dessa forma, você nunca ficará com muita fome, e a taxa de açúcar no sangue permanecerá estável. O objetivo é manter o metabolismo elevado com um suprimento regular de alimentos ricos em nutrientes, de modo a não passar mais que poucas horas sem uma refeição ou um lanche.

Faça o desjejum

Lembre-se, nunca é uma boa ideia cortar uma refeição ou fazer jejum quando se quer perder peso. E você sempre deve tomar o café da manhã. Essa refeição é, na verdade, a mais importante do dia, porque dá o pontapé inicial no metabolismo — a queima de gordura — para o dia que começa. Estudos mostraram que os indivíduos que cortam o desjejum em geral apresentam excesso de peso.

Coma os carboidratos certos

Outra forma de manter equilibrado o nível de glicose no sangue é comer os carboidratos corretos. O efeito imediato dos carboidratos sobre a taxa de açúcar no sangue é medido pelo índice glicêmico (IG). Alimentos com baixo IG são convertidos em glicose mais lentamente, o que diminui o risco de aumento de peso. O arroz integral, os legumes e os pães integrais são fontes típicas de carboidratos com baixo índice glicêmico. Contudo, alimentos refinados, como doces, bolos e biscoitos, além de certas frutas, tendem a aumentar muito depressa a taxa de açúcar no sangue e possuem um alto IG. Uma maneira rápida de avaliar o IG de determinado alimento, sem recorrer a gráficos complicados, é pensar no grau de refino ou processamento daquele alimento. Se for muito refinado — isso é, se tiver muito açúcar, sal, aditivos e conservantes —, ele irá elevar a glicose presente no sangue até as nuvens. Quanto menos refinado for o alimento, mais ele irá baixar a taxa de açúcar no sangue.

O IG é útil se você precisa perder peso, mas não deve ser a única ferramenta para determinar a escolha de alimentos. Alguns alimentos com alto IG, como a cenoura, são muito nutritivos, enquanto outros de baixo IG, como sorvete de chocolate, não são; é muito claro qual deles é mais nutritivo. Portanto, se você estiver pensando em termos de índice glicêmico, é melhor considerar o índice da refeição como um todo — dessa forma, poderá comer alimentos de alto IG, como abacaxi, batata-doce ou couve rábano, obtendo seus fantásticos nutrientes, se combiná-los com um pouco de proteína ou fibra no intuito de retardar a liberação de açúcares. Você também pode se permitir alguns dos alimentos de índice glicêmico mais alto, como a melancia e as frutas secas, se reduzir o tamanho da porção.

Coma fibras

Finalmente, comer muita fibra é importante para a perda de peso, porque desacelera a liberação de glicose no sangue, ajudando a manter a taxa de açúcar em equilíbrio. Ela também ajuda a digestão, fazendo com que os resíduos sejam eliminados num ritmo constante — e isso resulta em menos edemas e diminui a reabsorção de toxinas no sangue. O ideal seria tentar comer de 30 a 60 gramas de fibras diariamente e beber muito líquido para garantir o transporte dessas fibras pelo sistema digestório. Como vimos no Capítulo 1, o limão é uma excelente fonte de fibras; portanto, beba a limonada matinal, tempere as refeições com suco de limão e use limão no preparo dos pratos para aumentar a ingestão de fibras. Lembre-se de que frutas, legumes e verduras em geral, assim como os grãos integrais, as nozes, amêndoas, sementes e as leguminosas são ótimas fontes de fibras saudáveis. (No entanto, não exagere o consumo de farelos, pois são alimentos refinados que não ajudam em nada a digestão.)

Programa de refeições do dia 3
Lembre-se: a partir de agora, faça do suco de limão o tempero ideal para saladas, peixe e carne.

Em jejum
1 copo de suco de limão diluído em água morna

Desjejum
Mingau feito com duas colheres de sopa de aveia grossa e
 300 ml de leite; com framboesas, morangos e uma
 nectarina

Lanche da manhã
Salada de frutas temperada com limão
 300 ml de leite de soja ou leite orgânico

Almoço
Salada quente de feijão (página 125)
Pão francês de farinha integral com um pouco de manteiga
1 pote de iogurte natural com micro-organismos vivos

Lanche da tarde
1 colher de sopa de sementes de girassol
1 punhado de uvas

Jantar
1 filé de salmão assado com molho de suco de limão e uma porção grande de legumes cozidos no vapor
1 bola pequena de sorvete de chocolate com nozes picadas

RESUMO DO DIA 3

- Faça refeições e lanches regulares e nunca deixe de tomar o café da manhã.
- Coma uma proteína de boa qualidade em todas as refeições.
- Escolha alimentos ricos em fibras e o menos refinados possível.
- Regue os alimentos com suco de limão e use-o também no preparo dos pratos.

No dia de hoje houve muitas instruções a serem assimiladas, e talvez você queira tirar alguns dias para se ajustar às recomendações, principalmente se sua dieta não costumava ser rica em fibras ou se você não tem o hábito de tomar o café da manhã ou de consumir uma quantidade moderada de cafeína.

Dia 4

Princípio: reduzir o consumo de açúcar

Falamos sobre o açúcar no princípio anterior: equilibrar a taxa de açúcar no sangue. No entanto, uma vez que reduzir o consumo de açúcar é tão importante para a perda de peso, podemos insistir na questão.

Por quê?

Embora o aumento de peso tenha muitas causas e agentes, há um aspecto sobre o qual quase todos parecem estar de acordo: o açúcar é um agravante. Essa substância estimula a produção de excesso de insulina, aumentando muito a taxa de glicose no sangue. Caso o nível da glicose não seja estável, além de ser muito mais provável que os alimentos ingeridos se armazenem como gordura, também é mais provável que você sinta carência de alimentos calóricos, ricos em açúcar, que lhe darão uma satisfação rápida, seguida de um grande declínio. É um círculo vicioso que pode tornar quase impossível perder peso e que nos deixa irritados e cansados. O açúcar também pode sobrecarregar o fígado, prejudicando o processo digestivo por trabalhar no sentido contrário ao da boa nutrição e privar o corpo dos nutrientes necessários para perder peso e se sentir bem. A solução é simples: diminua a ingestão de açúcar.

Como?

Se você sentir que a taxa de açúcar no sangue está diminuindo, não apele para chocolate ou doces que podem fazê-lo subir rapidamente. Coma alguma coisa que tenha um IG baixo e que lhe proporcione um fornecimento gradual de açúcar (ver Dia 3, páginas 69-70). Lembre-se de que os alimentos refinados — como pão branco, arroz branco, purê de batata instantâneo e flocos de milho — podem agir da mesma forma que o açúcar no sistema. É sempre melhor optar por grãos integrais, frutas e legumes frescos e comer alguma proteína ao mesmo tempo.

Se você quiser monitorar a ingestão de açúcar, precisará começar a ler os rótulos dos alimentos. Ele é um ingrediente escondido em muitos alimentos, principalmente os industrializados. Recebe muitos nomes diferentes, entre os quais: açúcar mascavo, suco de fruta concentrado, xarope de milho, dextrose, frutose, glicose, mel, lactose, maltose, açúcar cristal e sacarose. Você deve se livrar do açucareiro e optar por frutas frescas, em vez de frutas em conserva. A canela, o cardamomo, a noz-moscada e outras especiarias podem dar um sabor adocicado sem necessidade de adição de açúcar. Às vezes, como alternativa ao açúcar branco, sugere-se usar açúcar mascavo ou demerara. No entanto, eles são praticamente o mesmo que açúcar branco — a única diferença é que uma parte do melado foi recombinada com o açúcar refinado antes do processamento. Esses açúcares têm um índice glicêmico quase tão alto quanto o do açúcar refinado; portanto, é melhor evitá-los.

Finalmente, se você estiver se perguntando por que o suco de limão ainda não apareceu, a resposta é que estamos guardamos o melhor para o final. O açúcar é um alimento muito ácido. O corpo floresce em um equilíbrio delicado entre a acidez e a alcalinidade. Cada órgão e tecido do corpo humano funciona melhor em um ponto de equilíbrio ácido-básico específico (chamado "pH"). A dieta ocidental convencional, rica em açúcar e alimentos refinados, afeta o equilíbrio do pH e deixa o corpo muito ácido — a tal ponto que vírus e bactérias conseguem se instalar nele. O sistema imune funciona idealmente em um pH intermediário e não consegue combater os vírus "em seu próprio território", ou seja, em um pH ácido. Alguns alimentos podem ajudar a restaurar o equilíbrio, levando o pH para uma direção mais alcalina. Um desses alimentos é o limão. Embora o suco de limão seja ligeiramente ácido, ele estimula a produção das substâncias mais neutralizantes que são necessárias. Quando consumimos limão, ele neutraliza a acidez e ajuda a tornar o corpo mais alcalino, o que melhora a saúde.

Dicas para reduzir o açúcar

- Não adicione açúcar aos alimentos. Essa é a forma mais fácil e simples de reduzir imediatamente a quantidade de açúcar que ingerimos. Os principais alvos: cereais matinais, café e chá. Se ainda não o fez, jogue fora o açucareiro.
- Não se deixe enganar pelas armadilhas dos "açúcares saudáveis". Açúcar mascavo, açúcar cristal... tudo isso é exatamente o mesmo no que diz respeito ao corpo.
- Faça um esforço verdadeiro para reduzir ou eliminar os carboidratos processados como o pão branco, os bolos, a maioria das massas e os salgadinhos. Tudo isso está carregado de farinha e outros ingredientes que se transformam em açúcar no corpo quase tão rápido quanto a glicose pura. Esse açúcar é armazenado como triglicerídeos, que é a uma maneira delicada de chamar a gordura.
- Os açúcares naturais das frutas podem chegar rapidamente à corrente sanguínea, portanto não coma um pedaço de fruta sem acompanhá-lo de um punhado de nozes, amêndoas ou sementes para reduzir seu impacto.

- Cuidado com as comidinhas "zero por cento". Um dos maiores mitos é a ideia de que os alimentos isentos de gordura não engordam. Não ter gordura não é sinônimo de não ter calorias, e a maioria dessas guloseimas está carregada de açúcar.
- Cuidado com os adoçantes artificiais. Infelizmente, eles podem aumentar o desejo de comer açúcar e carboidratos.
- O xarope de bordo é um bom substituto do açúcar, desde que não seja usado em excesso. Ele é rico em microminerais como o zinco e o manganês, que são importantes para o metabolismo das gorduras.
- A maioria das pessoas digere o mel com muito mais facilidade que o açúcar. O mel puro, não pasteurizado, é rico em elementos que podem ajudar a curar ferimentos, matar bactérias, suavizar dores de garganta e problemas digestivos e diminuir sintomas locais de alergia. O mel também é mais doce que o açúcar em volume, portanto é preciso uma quantidade menor no preparo dos alimentos.
- O xilitol é um adoçante branco, cristalino, de baixo IG, que ocorre naturalmente em frutas silvestres, frutas em geral, legumes, cogumelos e na bétula. Na verdade, na Finlândia ele é conhecido como "açúcar de bétula" porque a principal matéria-prima em sua manufatura é o xilano, ou fibra de madeira. Ele também é encontrado naturalmente em nossos corpos. Foi demonstrado que ele é completamente atóxico e seguro (ao contrário de muitos outros adoçantes).

> **Advertência na desintoxicação**
>
> Se você decidir reduzir ou abandonar o consumo de cafeína e reduzir a ingestão de açúcar, saiba que durante alguns dias irá sentir-se cansado, irritado ou com dor de cabeça. Caso isso aconteça, beba muita água, relaxe numa banheira de água quente e fique firme; vencer a dependência trará resultados maravilhosos para seu apetite, equilíbrio e energia.

Programa de refeições do dia 4

Hoje, sempre que tiver desejo de comer alguma coisa doce, apele para frutas frescas ou secas ou para uma vitamina de frutas. (No Capítulo 6 você encontrará receitas de vitaminas e sucos de fruta de sabor adocicado.) Caso só o chocolate resolva, compre uma barra pequena de boa qualidade que contenha pelo menos 70 por cento de cacau.

Em jejum
1 copo de suco de limão diluído em água morna

Desjejum
Milk-shake de banana: bata no liquidificador 300 ml de leite de soja ou leite orgânico, 1 copo de iogurte natural "vivo", 2 bananas pequenas e 1 colher de sopa de passas
2 fatias de torrada de pão integral com um pouco de manteiga e pasta de soja

Lanche da manhã
Um punhado de frutas secas e uma mistura de nozes e sementes

Almoço
1 batata assada recheada, acompanhada de uma lata pequena de feijão assado sem açúcar
1 salada grande com um pouco de queijo ralado
1 pera ou pêssego

Lanche da tarde
Palitos de legumes com *homus* (página 115)

Jantar
Pimentão recheado: misture 4 colheres de sopa de arroz basmati cozido com 2 colheres de chá de pinhão e cebolinha, tomates cereja e 60 g de queijo feta. Corte ao meio 1 pimentão vermelho, remova as sementes e recheie-o com a mistura de arroz. Envolva em papel-alumínio, asse e sirva com uma porção grande de legumes cozidos no vapor, temperados com a maionese com limão e sementes de papoula (página 114).
Maçã assada, guarnecida com xarope de bordo e canela

Dia 5

Princípio: esqueça os baixos teores de gordura

Sua dieta deve consistir no seguinte:

- 25 por cento de proteínas saudáveis: nozes e amêndoas, sementes, ovos, folhas verdes, feijão e peixe com espinhas
- De 40 a 50 por cento de carboidratos saudáveis: grãos integrais orgânicos, leguminosas, legumes, verduras e frutas
- 25 por cento de gordura saudável: nozes, amêndoas, sementes, peixes oleosos, azeite de oliva extravirgem e óleos vegetais leves

Portanto, em vez de ser algo a evitar, as gorduras — do tipo certo — representam uma proporção expressiva de uma dieta saudável.

Por quê?

Muitos de nós passamos anos fazendo dietas com baixo teor de gorduras. Embora de fato as gorduras tenham muitas calorias, também é fato a necessidade de gorduras na alimentação para que se possa perder peso. Você só precisa ter certeza de comer o tipo certo, em quantidades moderadas.

Caso sua dieta seja muito pobre em gorduras, você poderá sofrer variações de humor, dores nas articulações, infertilidade, problemas de pele e aumento de peso. As gorduras saudáveis podem contribuir para o emagrecimento porque retardam a passagem dos carboidratos para a corrente sanguínea, mantendo estável a taxa de açúcar no sangue e reduzindo a produção de insulina.

Como?

Como regra geral, aproximadamente 20 a 25 por cento da alimentação deve ser composta de gordura saudáveis. Entre elas temos:

- Ácidos graxos essenciais Ômega 3 e 6, encontrados nas nozes, amêndoas, sementes e peixes oleosos (cavala, salmão, arenque, sardinha e atum) — excelentes reguladores dos hormônios e estabilizadores da glicose no sangue
- Gordura insaturada, encontrada no azeite de oliva extravirgem

Também é possível aumentar a ingestão de ácido linolênico, a substância empregada pelo corpo para manufaturar outro ácido graxo essencial — o ácido gama-linolênico — incluindo em sua alimentação alguns óleos vegetais leves, como os de girassol e soja. Talvez a solução mais simples seja usar os óleos de linhaça ou de cânhamo, que contêm tanto o ácido linolênico quanto o Ômega 3.

Por outro lado, você deve evitar:

- Gorduras saturadas, encontradas na carne vermelha e nos bolos e tortas
- Gordura trans, encontrada na maioria dos alimentos comercializados em larga escala

Essas gorduras são pobres em nutrientes e ricas em substâncias que podem aumentar o risco de doença cardiovascular e de obesidade.

Para resumir, procure comer peixe pelo menos duas vezes por semana; uma delas, uma porção de um peixe oleoso. Regar o peixe com suco de limão não só irá melhorar o sabor, mas também aumentar a digestibilidade de toda a refeição. Você também deve comer diariamente um punhadinho de nozes, castanhas e sementes (de linhaça, girassol, abóbora, cânhamo, além de amêndoas e nozes) no lanche entre as refeições. Também pode tomar diariamente uma colher de sopa de óleo de linhaça ou misturar esse óleo com suco de limão para temperar saladas.

Programa de refeições do dia 5

Se não tiver certeza de estar ingerindo a quantidade necessária de gorduras essenciais em sua dieta, você terá tudo a ganhar e nada a perder se tomar um suplemento de óleo de peixe ou de linhaça.

Em jejum
1 copo de suco de limão diluído em água morna

Desjejum
1 fatia de pão de centeio, com 1 ovo cozido fatiado e 1 tomate fatiado
6 ou 7 morangos

Lanche da manhã
1 punhado de nozes
1 copo de 300 ml de leite de soja

Almoço
Sanduíche de pepino e salmão defumado (página 121)
1 pote de iogurte natural "vivo"

Lanche da tarde
1 pêssego

1 punhado de uvas
1 punhado de sementes de girassol

Jantar

Macarrão com atum e milho verde: misture 6 colheres de sopa de macarrão integral cozido com 1 lata pequena de atum conservado em água, 2 colheres de sopa de milho verde e um pote pequeno de molho de tomate para macarronada. Aqueça bem e sirva com legumes cozidos no vapor e tempero de suco de limão para salada
Compota de frutas secas (página 132)

Dia 6

Princípio: comer muitos alimentos frescos e integrais

A expressão "alimentos integrais" se refere a alimentos que não foram refinados, que estão em sua forma mais natural (legumes, verduras, grãos integrais, macarrão integral, arroz e leguminosas como as ervilhas e os feijões) e que são naturalmente ricos em nutrientes. Alimentos integrais não contêm aditivos como corantes artificiais ou conservantes.

Por quê?

Os alimentos integrais estão repletos dos nutrientes de que o corpo precisa para ter boa saúde e perder peso. Eles contêm muitas fibras, que estimulam o sistema digestório e são capazes de retardar a conversão dos carboidratos em glicose. O melhor de tudo, porém, é que os alimentos integrais, principalmente os orgânicos, estão isentos de açúcar e compostos químicos indesejáveis que sobrecarregam o fígado, dificultando a digestão eficiente dos alimentos e a queima de gorduras pelo corpo. Comer o máximo de alimentos frescos e integrais dará mais apoio nutricional ao sistema de desintoxicação do corpo.

Como?

Se você vem seguindo as diretrizes da Dieta do suco de limão, já estará comendo grandes quantidades de alimentos frescos e saudáveis e evitando as comidas industrializadas, que contêm muito açúcar e gordura. O limão é um alimento integral cheio de nutrientes, e tomar um copo de água de limão é uma maneira fantástica de começar o dia da mesma forma que pretende passá-lo — com a ênfase em alimentos e bebidas que são tão frescos e saudáveis quando possível.

Opte por macarrão integral, pão e cereais matinais de grãos integrais. Coma muitos legumes e frutas. Experimente tomar sopas, vitaminas e sucos (não usar concentrados) preparados na hora e coma uma salada em todas as refeições. Com isso não queremos dizer que você sempre terá de comer os alimentos crus — o sistema digestório não toleraria isso —, mas é uma boa ideia comer mais deles e procurar usar menos o fogão. Eis algumas maneiras fáceis de incorporar mais alimentos frescos em sua dieta:

- Sopas e saladas de legumes, verduras, grãos e leguminosas frescos são fáceis de preparar e conservar.
- Pode-se usar panelas de cozinhar no vapor com vários compartimentos para cozinhar ao mesmo tempo o peixe e os legumes. Cozinhar no vapor é a maneira mais saudável de preparar vegetais, pois retém mais nutrientes, ao contrário do que acontece quando eles são fervidos.
- Sempre tenha à mão frutas e legumes frescos, mesmo no trabalho.
- Coloque seus próprios legumes e verduras frescos sobre uma base pronta de pizza.
- Pão de grãos integrais com frango, atum ou tofu, com uma salada como guarnição, compõem uma refeição rápida, leve e fresca.
- Sempre peça uma salada como guarnição quando comer fora, mas peça o molho à parte, para poder colocar o seu próprio tempero.

Alimentos frescos podem tornar-se prejudiciais à saúde se forem cozidos de forma não saudável, portanto tome o cuidado de seguir as dicas de preparo da página 46 (Capítulo 3).

Um jantar mais leve
É melhor comer os alimentos integrais como pão, massas, cereais e arroz durante o dia, e não no jantar. Restringir o consumo de carboidratos à noite ajudará automaticamente a reduzir a ingestão de calorias, sem que seja preciso contá-las ou se privar dos carboidratos importantes que você pode comer no café da manhã e no almoço. Isso também o ajudará a consumir mais nutrientes de frutas e legumes na refeição da noite, reduzindo o risco de inchaço.

Saiba o que está comendo
Para ter certeza de que a comida é tão fresca e natural quanto possível, livre de toxinas e compostos químicos indesejáveis, a melhor escolha são os alimentos orgânicos. A comida orgânica é produzida de acordo com padrões mais "naturais". São utilizados poucos compostos químicos, ou nenhum, e o uso da maioria dos pesticidas é proibido ou cuidadosamente controlado.

Você também precisa adquirir o hábito de ler os rótulos dos alimentos para ver com quantos aditivos e conservantes está sobrecarregando seu fígado. Nos dias de hoje, é impossível garantir que tudo o que se come é fresco e sem toxinas, portanto, se precisar comprar comida industrializada, procure ter certeza de escolher as que tiverem a lista mais curta de ingredientes químicos. As diretrizes sobre como comprar, no Capítulo 3 (página 41), também ajudarão a fazer as escolhas corretas.

Programa de refeições do dia 6
Hoje, lembre-se de aumentar o consumo de frutas, legumes e verduras frescos, porque se você comer alimentos crus, será mais provável que eles sejam frescos e naturais.

Em jejum
1 copo de suco de limão diluído em água morna

Desjejum
1 tigela de salada de frutas frescas
1 pote de iogurte natural semidesnatado e 2 colheres de sopa de aveia
1 copo de 300 ml de leite de soja ou leite orgânico

Lanche da manhã
1 nectarina
1 punhado de nozes e sementes

Almoço
1 abacate pequeno misturado com 1 pacote pequeno de camarões
1 salada temperada com suco de limão, azeite de oliva e vinagre balsâmico
1 maçã

Lanche da tarde
1 fatia de torrada de pão integral com queijo cheddar ralado ou com pasta de soja

Jantar
Omelete preparada com pouquíssimo óleo (de preferência, utilize um borrifador para aplicar o óleo na frigideira), cogumelos em fatias, 2 ovos e 3 colheres de sopa de queijo ralado
Legumes cozidos no vapor
1 banana pequena
Alguns morangos

Dia 7

Princípio: o que fazer e o que não fazer para sua digestão

Por quê?

Como vimos, se a digestão não for boa, você não irá absorver os nutrientes necessários para acelerar o metabolismo e perder o excesso de peso, mesmo que sua alimentação seja saudável. Caso você esteja bebendo o copo de limonada todas as manhãs e também estiver seguindo os princípios da Dieta do suco de limão, sua digestão já terá melhorado, mas para dar a ela um impulso final, inclua as seguintes dicas em sua alimentação e em seu estilo de vida.

Como?

Mastigue bem

Caso você não mastigue adequadamente os alimentos, dará mais trabalho ao resto do sistema digestório, submetendo-o a estresse. Além de tornar os alimentos mais fáceis de engolir, a saliva contém enzimas que contribuem para o processo químico da digestão. Se os alimentos não forem devidamente mastigados, os nutrientes ficam retidos e a matéria não digerida irá alimentar bactérias prejudiciais. Isso poderá causar um crescimento de bactérias, gases e outros sintomas de indigestão. A mastigação também relaxa o músculo da parte inferior do estômago e envia mensagens nervosas que ativam todo o processo digestivo. Procure mastigar os alimentos até que fiquem suficientemente pequenos para serem engolidos com facilidade. Como regra geral, se você puder distinguir o que está comendo pela textura, e não pelo sabor, o alimento não foi suficientemente mastigado.

Coma direito

Descanse o garfo e a faca depois de uma garfada e não se apresse. Para uma digestão saudável, a forma de comer é tão importante quanto o que está sendo comido. Coma porções moderadas, faça suas refeições em horários regulares — o sistema digestório funciona melhor quando sabe o que esperar — e, não se esqueça, leve tanto tempo quanto precisar para mastigar cada garfada e saborear cada pedacinho.

Não se estresse por pequenas coisas

O estômago e os intestinos são muito sensíveis ao estresse; quando ficamos ansiosos, a digestão para, de modo a ajudar o corpo a se focalizar na preparação da reação de luta-ou-fuga. Isso significa que o alimento só é parcialmente digerido, o que causa indigestão e, com o tempo, deficiência de nutrientes. Caso o estresse se prolongue, com o tempo o corpo irá gradualmente se tornar menos capaz de produzir os ácidos estomacais e as enzimas digestivas porque estará sempre em estado de alerta. Descobrir formas de administrar o estresse é importante para a saúde digestiva, assim como para a saúde emocional. Tal como uma boa noite de sono e os métodos para relaxar e se desligar dos problemas, a Dieta do suco de limão pode ter um papel importante em nos ajudar a lidar com o estresse. (Ver também, na página 162, Capítulo 8, dicas para tornar sua vida à prova de estresse.)

Não coma quando estiver cansado

Jamais coma se estiver muito cansado, mental ou fisicamente. E nunca coma por pelo menos duas horas antes de ir para cama. Caso esteja com muita fome, você pode fazer um lanche leve, mas, nesse caso, lembre-se de que, ao se deitar para dormir, o corpo precisa repousar e não fazer a digestão.

Desligue a televisão
Quando você come assistindo à televisão, não está prestando atenção ao que come, portanto provavelmente acaba exagerando. Comer em excesso faz o coração trabalhar com mais dificuldade e o estômago se esforçar demais. O excesso de comida não será digerido adequadamente, logo não será fornecido à corrente sanguínea em moléculas bastante pequenas para serem utilizadas pelo corpo. Nem é preciso lembrar que o excesso de comida tende a se transformar em excesso de gordura.

Espere vinte minutos
Caso você termine a refeição e ainda sinta fome, espere vinte minutos antes de comer mais. São necessários mais ou menos vinte minutos para o cérebro receber a informação do estômago e reconhecer que você já comeu o bastante.

Seja ativo
Uma atividade aeróbica regular (pelo menos trinta minutos de qualquer atividade que o deixe levemente ofegante e suado, de cinco a seis dias por semana) ajuda a estimular os músculos do sistema digestório, permitindo que você digira melhor os alimentos e elimine os resíduos com mais eficiência. Uma caminhada suave, mais ou menos vinte minutos depois da refeição, também ativa a digestão. (Ver no Capítulo 7 mais dicas sobre a forma como exercícios simples podem ajudar a eliminar os quilos a mais.)

Programa de refeições do dia 7
Parabéns por completar a primeira semana da Dieta do suco de limão. Celebre esse dia permitindo-se bastante tempo para cozinhar, mastigar e realmente saborear a comida.

Em jejum
1 copo de suco de limão diluído em água morna

Desjejum
Cereal matinal integral com frutas frescas e sementes
Leite orgânico
1 copo de suco de maçã fresco, diluído

Lanche da manhã
1 pote pequeno de guacamole com palitos de cenoura
1 copo de 300 ml de leite de soja ou leite orgânico

Almoço
Pizza vegetariana: corte no sentido do comprimento um pedaço de 10 centímetros de pão francês preparado com ervas. Cubra o pão com 4 colheres de sopa de molho de tomate, cogumelos fatiados, pimentão verde, uma colher de sopa de milho verde e uma bola pequena de queijo muzzarella cortada em fatias. Leve ao forno até o queijo derreter

Lanche da tarde
Salada de frutas com sementes de girassol

Jantar
Risoto (página 120)
Sobremesa de frutas vermelhas (página 135)

CAPÍTULO CINCO

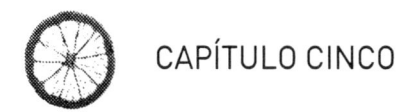

Depois da primeira semana

As sugestões de cardápio que iremos apresentar a seguir irão ajudá-lo a permanecer na Dieta do suco de limão. Elas melhorarão a digestão e equilibrarão os níveis de açúcar no sangue, de modo que você possa perder peso e se sentir mais leve, mais animado e cheio de energia. É só escolher diariamente uma opção de cada seção. Siga essas sugestões durante as próximas três ou quatro semanas e então, depois de seu primeiro mês de dieta, você poderá usá-las como referência para sua própria programação de refeições e suas próprias receitas.

Algumas dicas e lembretes:

- Não deixe de beber muita água, chás de ervas e sucos de fruta diluídos e de reduzir ao máximo a cafeína, o álcool e as bebidas gasosas.
- Além das refeições e lanches, beba diariamente um copo adicional de 300 ml de leite de soja ou leite orgânico para não ficar carente de cálcio, que fortalece os ossos.
- Sinta-se à vontade para comer muita salada e muitos legumes e verduras frescos e crus, inclusive todas as

folhas verdes, cebolinha, tomate fresco, pimentão, broto de feijão, pepino, ervas e especiarias.
- É improvável que isso aconteça, mas se sentir fome entre as refeições e lanches, opte por uma maçã e pedaços de damasco seco, um figo seco e algumas nozes ou talos de aipo com um molho de legumes.

Desjejuns que aceleram o metabolismo

Lembre-se: nunca pule o café da manhã. Para começar, tome um copo de suco de limão diluído com água morna. Meia hora depois, experimente uma das seguintes opções:

1 ovo mexido, 2 tomates grelhados e 2 fatias pequenas de torrada integral com uma pasta com baixo teor de gordura
1 copo de suco fresco de abacaxi, diluído

Corte uma banana em fatias e misture-a com mingau de aveia feito com leite de soja, ameixas picadas, nozes e sementes
1 pera
1 copo de suco fresco de maçã, diluído

2 fatias de torrada de pão integral com 2 colheres de sopa de manteiga de amendoim
Metade de uma toranja

1 ovo mexido e cogumelos grelhados sobre 1 fatia de torrada integral
1 copo de suco fresco de fruta, diluído

2 fatias de torrada de pão integral, com manteiga e pasta de
   soja
1 maçã
1 copo de suco fresco de fruta, diluído

1 pote pequeno de iogurte com micro-organismos vivos
1 porção de cereal de trigo integral
85 g de frutas silvestres frescas
1 copo de suco de maçã ou suco de laranja, diluído

1/2 toranja com uma colher de chá de xarope de bordo
1 fatia de torrada ou pão integral com manteiga
1 ovo médio cozido ou escaldado

Vitamina preparada com frutas silvestres variadas, leite de
   soja e uma colher de sopa de sementes de linhaça
   moídas ou hidratadas

Mingau feito com leite desnatado ou leite de soja, com uma
   colher de chá de mel e uma colher de sopa de nozes e
   sementes, tais como amêndoas, sementes de linhaça e
   de girassol
1 copo de suco fresco de fruta, diluído

Salada de frutas, inclusive abacaxi e marnão, polvilhada com
   uma colher de sopa de nozes e sementes moídas, tais
   como amêndoas, sementes de linhaça e sementes de
   girassol
1 copo de 300 ml de leite de soja ou leite desnatado

Feijão assado sem açúcar sobre uma torrada de pão integral
1 pedaço de fruta fresca

1 fatia de torrada integral com queijo cottage, 1 xícara pequena de mirtilos e um punhado de amêndoas tostadas
1 copo de suco fresco de frutas, diluído

Mingau de aveia feito com 300 ml de leite orgânico ou leite de soja, com uma banana pequena picada, meia colher de chá de canela e um pouco de frutas silvestres
1 copo de suco fresco de fruta, diluído

2 barras de aveia com leite quente, passas e meia colher de chá de canela
1 copo de suco fresco de maçã, diluído

Lanches energéticos matinais

Não apele para o chocolate. Em vez disso, experimente o seguinte:

Suco fresco de laranja, limão e toranja
Um punhado pequeno de nozes, amêndoas e sementes variadas

1 tigela de morangos e framboesas
1 pote de iogurte natural "vivo"

Morangos e 1 kiwi
1 pote de iogurte natural "vivo"

1 pedaço de fruta fresca com um punhado de nozes e castanhas variadas

Mingau de aveia com 250 ml de leite desnatado, com 30 g de passas sultanas

15 g de amendoins sem sal
2 damascos secos prontos para consumo

15 g de amêndoas e sementes de girassol

1 quadrado pequeno de queijo cheddar
1 biscoito de aveia

4 castanhas-do-pará

1 pote pequeno de iogurte natural "vivo", com nozes e sementes

1 fatia de torrada de pão integral com manteiga ou um pouco de pasta de soja

1 ovo cozido
Salada temperada com suco de limão

1 pêssego
Algumas uvas e sementes de girassol

Palitos de legumes com *homus* (página 115)

Vitamina de banana e abacaxi (página 112)

Salada de macarrão (página 130)

Almoços energizantes

No almoço, coma uma pequena quantidade de carboidratos saudáveis, como pão integral, arroz integral ou macarrão

Salada de batata e hortaliças (página 126)

Salada mexicana (página 126)

1 peito de frango sem pele, cozido, ou fatias de tofu
 grelhadas
5 colheres de sopa de macarrão integral
Salada verde, temperada com suco de limão

Homus (página 115) com pão pitta e legumes crus
1 maçã

Cozido vegetal (página 129)

Sanduíche aberto de atum com folhas verdes sobre pão
 integral, com 40 g de abacate
1 porção de salada com molho de limão com baixo teor de
 gordura (feito com suco de limão, vinagre balsâmico,
 azeite de oliva e alho, com as ervas e especiarias de sua
 preferência)

Salada de abobrinha com ricota (página 128)

Pão com ovo e atum preparado com 70 g de pão francês de
 trigo integral, 1 ovo cozido, 60 g de atum e uma tigela
 pequena de folhas verdes temperadas com limão, servida
 com 40 g de abacate picado

Sopa de tomate e manjericão com uma colher de sopa de queijo parmesão ralado
1 fatia de pão integral

Pão pitta integral recheado com atum ou queijo cottage
Um pedaço de fruta fresca

Sopa caseira de legumes (página 117)
Pão francês integral
Queijo cottage

Salada quente de feijão (página 125)

Uma grande porção de salada mista incluindo agrião, brócolis, beterraba, pimentão e tomate: misture com azeite de oliva e suco de limão, tempere e polvilhe com nozes e sementes ou adicione uma lata de atum conservado em água

1 filé de atum grelhado e legumes cozidos no vapor
1 batata grande cozida e esmagada com uma colher de sopa de molho pesto
1 pote pequeno de iogurte natural "vivo"

Filé de salmão grelhado
100 g de arroz integral ou 3 batatas novas
Ervilhas e folhas verdes
Compota de frutas com iogurte natural semidesnatado

Sopa caseira de tomate, pimentão e cebola, com um pão francês integral

1 batata grande, assada
1 lata pequena de feijão assado com pouco açúcar
3 colheres de sopa de queijo light ralado
Salada temperada com suco de limão

Salada de cavala: coloque pedaços de filé de cavala defumado e uma porção de feijão manteiga sobre um maço grande de agrião e rúcula temperado com suco de limão

150 g de macarrão tagliatelle cozido, misturado com brócolis cozido no vapor, 4 colheres de sopa de milho verde e 2 colheres de sopa de queijo cremoso semidesnatado
1 merengue em forma de ninho, recheado com frutas silvestres e uma colher de sopa de creme de leite light

1 filé de atum grelhado levemente, servido com 100 g de arroz integral e legumes variados, refogados, inclusive em repolho cortado, brócolis, pimentão, cebolinha e cenoura

Salada de atum com soja (página 124)

Pizza vegetariana (página 90)
Salada com tempero de suco de limão

Lanche restaurador vespertino

Experimente beber outro copo de suco de limão com água e mais ou menos dez minutos depois comer um lanche para aumentar os níveis de energia e matar qualquer vestígio de fome

Sopa de legumes (página 117)

Sopa de lentilha (página 116)

Sopa de cenoura (página 118)

2 biscoitos de aveia com queijo cottage light e tomates-cereja

1 lata pequena de salmão selvagem com aipo ou aspargos

10 amêndoas cruas

Um punhado de amendoins sem sal
2 damasco secos prontos para consumo

Um punhado de amêndoas e sementes de abóbora

1 maçã
3 amêndoas frescas

1 colher de sopa de frutas secas e nozes sem sal

2 punhados de legumes crus: mergulhar pedaços de cenoura, aipo, pimentão, cogumelo ou abobrinha em uma colher de sopa de *homus* ou de molho de tomate picante

2 quadradinhos de chocolate escuro (pelo menos 70 por cento de pasta de cacau)

Biscoito de aveia com purê de abacate

Suco fresco de maçã, cenoura, gengibre e limão
4 amêndoas inteiras

Jantares de digestão lenta

Não se deite em frente à televisão quando chegar em casa ou depois de ter jantado; em vez disso, faça uma caminhada curta. Lembre-se de que essa não é a hora de encher o prato com carboidratos como pães, massas, cereais e arroz, que só causarão inchaço. Portanto, se quiser acordar com a barriga retinha, prepare sua refeição com tanta salada ou tantos legumes crus ou cozidos no vapor quanto desejar. Lembre-se de temperar as saladas e o peixe com suco de limão. E não tenha medo de se presentear de vez em quando com uma bola de sorvete de chocolate light.

1 posta de salmão grelhado, servida com lentilha verde ou castanha e com brócolis cozido no vapor
Iogurte de soja polvilhado com nozes variadas

Filé de peixe de carne branca (por exemplo, bacalhau fresco ou merluza), cozido com um pouco de limão, uma pitada de pimenta-do-reino e aneto
1 porção grande de salada
Salada de frutas, preparada com suas frutas favoritas como manga, banana, frutas silvestres, maçã ou limão, cortada em pedaços pequenos e misturada com folhas verdes de hortelã

Peito de frango ou tofu grelhado com abacaxi fresco e molho de tomate com coentro
Macarrão de arroz refogado e legumes como brócolis, ervilhas na vagem e milho baby
Frutas silvestres congeladas com iogurte natural desnatado e um fio de mel

Camarões marinados, milho verde e molho de
  grão-de-bico
Salada de frutas e nozes

115 g de camarões grandes descascados
Uma salada grande de folhas verdes diversas, pepino,
  cebolinha, tomate-cereja e pimentão vermelho em fatias
  finas, temperada com 1 colher de chá de azeite
  extravirgem e algumas gotas de suco de limão e de
  vinagre de cidra
Frutas grelhadas

Cozido vegetal (página 129)
Compota de frutas secas (página 132)

Frango grelhado ou espetinhos de tofu marinado com
  legumes mediterrâneos (abobrinha, berinjela, tomate e
  cebola) e *homus*
Maçã assada com iogurte natural semidesnatado

Peixe grelhado, servido com aspargos levemente cozidos
  no vapor e regados com azeite extravirgem e suco de
  limão
1 salada mista grande
Compota caseira de frutas silvestres variadas, com uma
  colher de sopa de iogurte natural desnatado

Risoto (página 120)
Sobremesa de frutas vermelhas (página 135)

Salada de camarão (página 124)
1 fatia pequena de bolo de limão e amêndoas (página 135)

Salmão assado
Uma salada mista grande com meio abacate guarnecido com nozes e sementes e temperado com azeite extravirgem e suco de limão
Torta de frutas com massa de aveia, com 1 bola pequena de sorvete

Salmão com crosta de limão (página 122)
Surpresa de banana (página 133)

Espetinhos de frango e gengibre (página 119)
Espetinhos de frutas com creme de limão (página 132)

Salada de frango ou tofu preparada com 100 g de frango ou tofu cozido, uma tigela grande de folhas variadas, 20 g de abacate, 20 g de queijo feta e tempero de limão, sem óleo, para salada
Surpresa de banana (página 133)

Salada mista de feijão, com tomate, meio abacate, nozes, pepino, pimentão e tempero para salada de azeite com suco de limão
Maçã assada recheada (página 133)

Bolinhos de salmão ou atum
Legumes cozidos no vapor

Bolo de espinafre e ovos (página 130)
Legumes cozidos no vapor ou uma salada verde grande
Espetinhos de frutas com creme de limão (página 132)

Comer mais e não menos

Na Dieta do suco de limão, a ideia é comer mais, e não menos, desde que se coma alimentos naturais, não processados e nutritivos como o limão. Isso significa reduzir o consumo de açúcar, aditivos, conservantes e sal, mas também significa encher o prato de alimentos ricos em nutrientes.

Esqueça a contagem de calorias; a forma de perder peso e não recuperá-lo é aumentar a ingestão de nutrientes, de modo que a comida seja digerida de maneira adequada, os hormônios e a taxa de açúcar no sangue fiquem equilibrados, o metabolismo seja acelerado e a queima de calorias possa começar. Como afirmamos antes, se não estiver recebendo os nutrientes necessários, o corpo insistirá em se apegar a cada grama de gordura, porque terá medo de estar à beira de passar fome. Se nos últimos dias ou semanas você esteve seguindo a Dieta do suco de limão, que melhora a digestão, o que esteve fazendo foi garantir ao corpo — por meio de refeições e lanches regulares, ricos em vitaminas, minerais e outros nutrientes — que vai haver um suprimento constante de nutrientes e que é perfeitamente seguro perder peso.

Também é seguro apreciar o que você come. Desde que coma de forma saudável durante pelo menos 80 por centro, você pode se permitir um prazer ocasional. A variedade é a chave do sucesso para se alimentar de forma saudável, perder peso e viver, portanto procure desfrutar da Dieta do suco de limão. Lembre-se, ela não trata somente de comer limão, mas de ter uma alimentação saudável, satisfatória e variada, de modo a adquirir a energia necessária para aproveitar ao máximo a vida.

Superando os pontos baixos

Após mais de uma semana da Dieta do suco de limão, você já deve estar sentindo mais energia e as roupas devem estar ligeiramente largas. Você também irá notar que o edema, tão desconfortável, está diminuindo devagar, mas de forma inegável. Você terá conseguido esses resultados sem o menor sinal de carência nutricional, mas isso não significa que não vá haver pontos baixos no caminho. A maioria das dietas faz grandes promessas quanto à perda de peso, mas esquece de mencionar como as coisas podem ficar difíceis quando você muda seus hábitos alimentares.

O fato é que na Dieta do suco de limão pode haver momentos de mau humor porque o corpo parou de comer aquilo a que estava acostumado. Esses sintomas são inteiramente normais e devem ser esperados quando se começa um plano de alimentação saudável. O bom é que eles duram apenas alguns dias. Se as coisas ficarem realmente difíceis, mais conselhos motivadores para se manter no rumo certo poderão ser encontrados no Capítulo 8: como manter a motivação.

CAPÍTULO SEIS

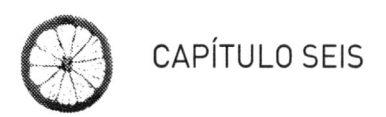

As receitas da Dieta do suco de limão

Para aproveitar os maiores benefícios dos nutrientes do limão, eis o que procurar quando comprá-los e o que é preciso saber ao cozinhar ou comer essa fruta.

Como comprar, guardar e extrair o suco dos limões

Como comprar limões

Cientificamente conhecidos como *Citrus limon*, os limões são frutas que evocam a imagem da luz do sol. Embora a maioria deles tenha um sabor forte, ácido e adstringente, eles também são surpreendentemente revigorantes.

Os dois tipos principais de limão siciliano são o eureka e o lisboa. O limão eureka geralmente tem a casca mais texturada, um bico em uma das extremidades e poucas sementes, enquanto o limão lisboa tem a casca mais lisa, não tem bico e em geral não apresenta sementes. Além desses tipos de limão ácido, também há variedades de sabor doce. Um exemplo notável é o limão-cravo, que está se tornando mais popular nos mercados e restaurantes. Embora possam ser encontrados durante todo o ano, no hemisfério sul os limões atingem o auge da safra durante o primeiro semestre do ano.

O tamanho da fruta não é indicativo da quantidade de suco que ela irá produzir. Limões pequenos e de casca fina geralmente dão mais suco que as variedades de casca espessa e possuem quantidade relativamente menor de polpa.

Depois de amadurecer, o limão siciliano não é duro. A casca é brilhante e de um amarelo claro. Caso a fruta apresente manchas verdes e pareça sem brilho, ela não está madura. Se a casca estiver amarelo-escuro e a fruta estiver macia, ou se a casca estiver enrugada ou rachada, o limão terá passado do ponto.

É melhor comprar limões orgânicos, já que os limões convencionais costumam ser pulverizados com compostos químicos e pesticidas. Caso não seja possível comprar limões orgânicos, deixe a fruta de molho em água morna com uma pequena quantidade de detergente e depois escove-a e enxágue-a com água fria e limpa.

Como guardar os limões

Os limões podem ser conservados durante oito a dez dias à temperatura ambiente. Se quiser guardá-los por mais tempo, preserve suas qualidades refrigerando-os em um recipiente que deixe muito ar em torno da fruta. Eles também podem ser congelados por até seis meses. Para congelar o suco, coloque-o em formas de gelo. Uma vez descongelado, o suco apresenta o mesmo sabor e a qualidade da fruta recém-espremida. Caso você use apenas a metade de um limão e quiser guardar o resto para uso futuro, passe vinagre no corte para manter a banda de limão fresca por alguns dias.

A extração do suco

É melhor extrair o suco dos limões com a fruta à temperatura ambiente. O suco está retido em pequenos sacos que precisam ser rompidos quando se espreme a fruta. Para extrair o suco, apoie o limão sobre uma superfície dura e role-o de um lado para outro com a palma da mão, diversas vezes, antes de exercer uma pressão firme. Provavelmente é melhor espremer os limões sobre uma peneira ou um coador para remover as sementes. Espremer os limões com a mão sobre uma tigela não evita que as sementes caiam no alimento. Quando se usa um espremedor de limão, os saquinhos são rompidos por meio da pressão repetida sobre os sulcos do espremedor. Caso você só precise de uma pequena quantidade de suco, fure o limão com um espetinho ou palito e esprema a quantidade desejada. Em seguida, lave a fruta com água e leve-a de volta ao refrigerador em um recipiente. Pode-se obter mais suco se a fruta for deixada por alguns minutos de molho em água quente. Com esses tratamentos, um limão siciliano médio rende em torno de duas a três colheres de sopa de suco (40 ml).

Como usar a casca

Os limões são vendidos encerados ou sem cera. Se for usar a casca, colocando fatias da fruta em bebidas ou utilizando-a como guarnição, prefira os limões sem cera. Os limões encerados são bons se você só vai usar o suco. Se não conseguir comprar limões sem cera, uma boa escovada com uma escova de cerdas vegetais irá remover a maior parte dela. É possível saber se os limões foram encerados no intuito de parecerem mais brilhantes e aparentarem ser mais lisos quando passamos o polegar sobre eles.

Quando descascamos os limões, removemos a parte colorida da casca. Use um ralador com buracos pequenos ou um descascador de limão, que tem pequenas anéis de metal para remover a casca, tendo o cuidado de não remover também a entrecasca branca, pois esta é muito amarga. Uma vez descascada a fruta, as tiras de casca devem ser espalhadas sobre papel manteiga, deixadas secar durante dois dias e guardadas em um saco de algodão em local seco e arejado. A secagem pode ser acelerada usando-se o forno. Arrume as tiras de casca em uma assadeira rasa e seque-as na temperatura mais baixa possível durante quatro horas, deixando a porta do forno ligeiramente aberta. Antes de usar a casca de limão, deixe-a de molho até que fique mais macia.

Depois de remover a casca, use o limão o mais depressa possível. Sem essa proteção, a fruta apodrece muito depressa, mofa e torna-se prejudicial à saúde. É claro que você pode comprar casca de limão já ralada.

Algumas ideias práticas para servir limões

- Coloque fatias finas de limão com casca embaixo e em torno do peixe antes de prepará-lo. O processo de assar ou grelhar amacia as fatias, de modo que elas podem ser comidas juntamente com o peixe.
- Combine o suco de limão com azeite de oliva ou óleo de linhaça, alho recém-esmagado e pimenta, para fazer um tempero leve e refrescante para saladas.
- Sirva fatias de limão com as refeições, já que o sabor picante da fruta é um excelente substituto para o sal.
- Incremente o almoço, misturando arroz integral cozido e temperado com ervilhas verdes, pedaços de frango ou tofu, cebolinha, sementes de abóbora, suco e casca de limão.
- Esprema um pouco de suco de limão sobre um quarto de abacate e coma-o ao natural.

Receitas

Depois de ler este livro, você sequer conseguirá pensar em cozinhar sem limão. Em todas as receitas apresentadas a seguir, com baixo teor de gordura, baixo índice glicêmico e muitos nutrientes, você verá que as propriedades inigualáveis do limão são combinadas a outros ingredientes para se obter os máximos benefícios para a saúde, a perda de peso e também para o paladar. Use essas receitas como ponto de partida para começar a pensar na forma correta e então passe a criar suas próprias receitas que empreguem limão, suco de limão ou casca de limão como tempero. Apenas procure lembrar: não há nada que dê a um prato tanto sabor e poder de emagrecimento quanto um pouco de suco de limão.

Nota: a menos que se indique o contrário, as receitas rendem uma porção.

Bebidas e sucos

Limonada da Mini-"Desintoxicação"

2 colheres de sopa de suco de limão extraído na hora (1/2 ou 1 limão)
300 ml de água pura, filtrada (de acordo com o seu gosto)
1 colher de chá de xarope de bordo orgânico do tipo B (opcional) ou um pedaço de canela
1 pitada pequena de pimenta-de-caiena

Junte o suco de limão, a água, o xarope de bordo e a pimenta-de-caiena. Misture bem e sirva a bebida levemente aquecida à temperatura ambiente.

Limonada

6 limões
1 litro de água
2 colheres de sopa de xarope de bordo
Cubos de gelo
Folhas frescas de hortelã

Tire a casca de um limão e o suco dos outros seis, adicione a água e o xarope de bordo. Misture bem e refrigere. Sirva com gelo e folhas verdes de hortelã.

Ponche quente de limão

Suco de 2 limões
300 ml de água quente ou do chá de sua preferência

2 colheres de chá de xarope de bordo
1/2 colher de chá de gengibre ralado
1/2 colher de chá de canela em pó

Coloque o suco em uma caçarola pequena. Acrescente a água ou o chá, o xarope, o gengibre e a canela, mexendo sempre. Deixe ferver por alguns minutos antes de servir.

Suco de maçã, pera e frutas silvestres

Os sucos de maçã e pera ficam deliciosos quando são misturados. As frutas silvestres são cheias de nutrientes, principalmente potássio, e qualquer uma delas — morango, framboesa, mirtilo — combina bem com a maçã e a pera.

2 maçãs
1 pera
Aproximadamente 1 dúzia de frutas silvestres (como morangos, amoras e framboesas)

Extraia o suco de todos os ingredientes, reservando alguns pedaços de maçã para passar por último pelo extrator de suco. Isso ajudará a fazer passar pela máquina o suco das frutas vermelhas, mais denso.

Suco de maçã, agrião e limão

Essa é uma excelente bebida para o café da manhã, que realmente desperta todo o organismo para o novo dia.

2 maçãs
1/2 limão
Agrião a gosto
Passe todos os ingredientes por um extrator de suco. Sirva.

Coquetel de frutas

Esse é um excelente ponche de frutas. Você pode usar frutas diferentes de acordo com a estação.

1/2 maçã descascada
1/2 pera descascada
1 tangerina
12 uvas
1 pêssego

Passe todos os ingredientes por um extrator de suco. Sirva.

Vitaminas
Algumas frutas precisam ser descascadas e ter as sementes removidas por causa da toxicidade das cascas e sementes. Eis alguns exemplos: descasque laranjas, bananas, toranjas, kiwi, mamão e qualquer fruta que tenha sido encerada. Retire as sementes de maçãs, pêssegos, ameixas e todas as frutas e legumes que possuem caroço.

Vitamina de banana e abacaxi

1 banana
2 fatias de abacaxi
3 colheres de sopa de iogurte natural "vivo"

Descasque a banana e corte-a em pedaços. Descasque o abacaxi, corte-o em fatias longitudinais e depois em pedaços. Coloque o iogurte e os pedaços de banana e de abacaxi em um liquidificador e bata até a mistura ficar homogênea.

Vitamina de banana, pêssego e frutas silvestres

1 banana
2 pêssegos
12 morangos, framboesas ou mirtilos
3 colheres de sopa de iogurte natural "vivo"

Descasque e corte a banana. Retire o caroço dos pêssegos e corte-os em pedaços. Remova os cabinhos dos morangos. Coloque todos os ingredientes em um liquidificador e bata até a mistura ficar homogênea.

Molhos

Molho de limão para salada de frutas

6 limões
3 colheres de sopa de óleo de germe de trigo
2 colheres de chá de xarope de bordo
1 pitada de pimenta-de-caiena ou canela

Esprema os limões e bata o suco no liquidificador com os outros ingredientes.

Maionese com limão e sementes de papoula

Esse é um tempero leve de verão para qualquer salada de legumes, que também pode ser usado como pasta para acompanhar legumes e verduras de verão, crus.

60 ml de maionese light
60 ml de creme de leite desnatado, sem o soro
60 ml de leite desnatado ou semidesnatado
4 colheres de sopa do adoçante xilitol
2 colheres de sopa de vinagre branco destilado
1 colher de sopa de sementes de papoula
1 colher de chá de pedacinhos de casca de limão

Junte todos os ingredientes em uma tigela pequena e bata com um batedor até a mistura ficar mais cremosa. Cubra e mantenha no refrigerador até a hora de servir.

Molho de limão e azeite para salada

1/2 dente de alho pequeno, cortado em fatias finas
1 colher de chá rasa de sal marinho
3 colheres de sopa de azeite de oliva extravirgem
1 colher de sopa de suco de limão espremido na hora

Em uma tigela de salada, esmague com as costas de uma colher de sopa o sal e o alho até formar uma pasta. Acrescente o azeite de oliva e o suco de limão e tempere a gosto.

Homus

1 lata de 410 g de grão-de-bico sem sal ou açúcar, escorrido (reserve o líquido)
3 colheres de chá de suco de limão
3 dentes de alho, descascados
2 colheres de sopa de pasta de gergelim (tahine)
1 pitada de sal marinho e pimenta-do-reino

Leve todos os ingredientes ao processador e misture até a pasta ficar homogênea. Acrescente o líquido reservado para obter uma textura cremosa.

Sopas

Sopa de ervilha e cogumelos

1 colher de sopa de azeite de oliva
1 cebola picada
2 dentes de alho descascados e picados
1 cenoura picada
150 g de cogumelos em fatias
900 ml de água ou caldo de galinha
100 g de ervilhas secas
1 pitada de pimenta-do-reino, a gosto

Em uma caçarola grande, aqueça o azeite e refogue a cebola, o alho, a cenoura e os cogumelos até que fiquem macios. Acrescente a água ou o caldo de galinha e as ervilhas. Em fogo brando, deixe cozinhar por 45 minutos ou até que as ervilhas fiquem macias. Tempere a gosto.

Sopa de lentilha

Rende 2 porções

Servida com pão integral, essa sopa é um lanche nutritivo e saboroso.

115 g de lentilhas vermelhas
425 ml de caldo de legumes
425 ml de água
1/2 cebola
1 dente de alho
1/2 colher de chá de óleo de girassol

1 pitada de cominho em pó
2 fatias de limão

Coloque as lentilhas numa panela, acrescente o caldo de legumes e a água e deixe cozinhar durante trinta minutos, removendo com uma colher de pau a espuma que se formar na superfície.

Descasque e pique a cebola. Descasque e esmague o alho. Numa frigideira antiaderente, aqueça o óleo em fogo brando e refogue a cebola e o alho até que a cebola fique dourada.

Acrescente uma pitada de cominho às lentilhas e misture bem. Sirva a sopa em tigelas individuais, guarnecida com a mistura de cebola e alho, e as fatias de limão.

Sopa de legumes

Rende 4 porções

4 colheres de sopa de azeite extravirgem
1 cebola grande, picada em pedaços pequenos
2 dentes de alho, picados em pedaços pequenos
2 abobrinhas grandes, limpas e raladas
4 batatas novas, escovadas e raladas
1 cenoura grande, ralada
Legumes e verduras de sua preferência: 500 g de couve-de-bruxelas ou 2 talos de aipo picados ou três alhos-poró grandes picados, ou uma lata de ervilhas, feijão de soja ou feijão verde
1,5 litro de caldo de legumes

Aqueça o óleo. Acrescente a cebola e o alho e refogue em fogo brando durante cinco minutos. Adicione os legumes ralados e picados (mas não o feijão, se for usá-lo) e aqueça por mais cinco minutos, mexendo sempre. Adicione o caldo de legumes e deixe ferver durante dez minutos.

Transfira a mistura para um liquidificador e bata até ficar homogênea. Devolva a mistura para a panela. Lave o feijão e as ervilhas, caso queira incluí-las, e coloque-o na panela. Deixe a sopa ferver durante cinco minutos antes de servir.

Sopa de cenoura

Rende 4 porções

455 g de cenouras
1 cebola pequena
1 colher de chá de óleo de girassol
850 ml de caldo de legumes
1 laranja
1 colher de sopa de coentro picado

Lave, descasque e pique as cenouras e a cebola. Numa panela, aqueça o óleo, acrescente a cebola e refogue em fogo brando durante alguns minutos. Adicione a cenouras e refogue durante mais ou menos dois minutos. Acrescente o caldo, a casca ralada e o suco da laranja e o coentro. Deixe levantar fervura e cozinhe em uma panela tampada durante aproximadamente 45 minutos.

Despeje a sopa em um liquidificador ou processador e bata até ficar cremosa. Lave a panela. Devolva a sopa para a panela e aqueça até ficar bem quente. Se preferir, sirva com croutons.

Pratos principais

Espetinhos de frango e gengibre

Rende 2 porções

2 x 115 g de peito de frango orgânico, sem pele
4 colheres de sopa + 2 colheres de chá de azeite extravirgem
4 colheres de sopa + 2 colheres de chá de suco de limão
1/2 dente de alho médio, esmagado
1 colher de chá de gengibre fresco, ralado
1/2 colher de chá de gengibre em pó
85 g de quinoa
1 molho grande de salsa lisa, coentro e hortelã, picados
6 cebolinhas picadas
1 limão cortado em quatro

Deixe quatro espetos de madeira de molho em água durante dez minutos. Coloque o frango numa tigela com 2 colheres de chá de azeite extravirgem, 2 colheres de chá de suco de limão, o alho e o gengibre fresco e o seco e misture para revestir o frango. Deixe marinar durante quinze minutos.

Cozinhe a quinoa e deixe esfriar. Misture numa tigela a quinoa com as ervas picadas, a cebolinha, 4 colheres de sopa de azeite extravirgem e 4 colheres de sopa de suco de limão.

Pré-aqueça o *grill*. Coloque o frango no espeto e grelhe de três a quatro minutos, até que os dois lados fiquem dourados. Divida a quinoa em dois pratos, arrume sobre ela os espetos de frango e sirva com os quartos de limão.

Risoto

Rende 2 a 4 porções

1 colher de sopa de azeite de oliva
1 cebola média, em fatias finas
2 a 4 peitos de frango sem pele, picados, 2 a 4 porções de frutos do mar da sua preferência ou 230 a 270 g de legumes (como cogumelos, aspargos, favas), cortados em pedaços pequenos
Manjericão ou noz-moscada (se for usar frango)
Suco de limão ou tomilho (se usar frutos do mar ou legumes)
250 g de arroz arbóreo
2 colheres de sopa de purê de tomate
575 ml de caldo
30 g de queijo cheddar ralado
Queijo parmesão, opcional

Em uma panela, aqueça o óleo em fogo brando. Se estiver usando frango, refogue-o em fogo brando até ficar dourado e então adicione a cebola e o manjericão ou noz-moscada e cozinhe durante cinco minutos. Se estiver usando frutos do mar ou legumes, cozinhe primeiro a cebola e o suco de limão ou o tomilho durante cinco minutos. Adicione os frutos do mar ou legumes e refogue durante alguns minutos até ficarem cozidos. Mexa e acrescente o arroz.

Adicione o purê de tomate e misture bem antes de acrescentar o caldo. Deixe ferver, tampe e cozinhe em fogo muito brando durante quinze minutos. Esse tempo deve ser suficiente para cozinhar o arroz; caso contrário, acrescente um pouco de água. Misture o queijo. Deixe descansar e esfriar durante alguns minutos e então polvilhe com o queijo parmesão, a gosto, e sirva.

Salada de frango, cevada e limão

Rende 2 porções

450 ml de água filtrada
140 g de cevada de cozimento rápido, crua
280 g de frango cozido, em cubos
100 g de aipo em cubos
100 g de tomates picados
100 g de cebola vermelha, picada
1 colher de chá de azeite de oliva
2 colheres de sopa de suco de limão extraído na hora
1 colher de chá de mostarda de Dijon
5 folhas de alface
1 limão cortado em seis fatias verticais

Em uma caçarola, ferva a água, adicione a cevada e deixe levantar fervura. Diminua o fogo, cubra e cozinhe durante dez minutos, até a cevada ficar macia, mexendo de vez em quando. Escorra a água que sobrou e deixe esfriar um pouco. Então, misture a cevada com os outros ingredientes, exceto as fatias de limão. Sirva sobre folhas de alface e enfeite com o limão.

Sanduíche de pepino e salmão defumado

1 fatia de pão de trigo integral
Um pouco de queijo cremoso
2 fatias finas de salmão defumado
Fatias de pepino
Suco de limão fresco
Pimenta-do-reino moída na hora
Alguns raminhos de aneto fresco

Passe sobre o pão uma fina camada de queijo cremoso e cubra-o com o salmão e o pepino. Regue com suco de um limão, tempere com a pimenta e enfeite com alguns raminhos de aneto fresco.

Salmão com crosta de limão

Rende 4 porções

4 x 125 g de filé de salmão sem pele
2 fatias médias de pão integral
2 colheres de sopa de coentro fresco picado
15 g de manteiga derretida
Casca e suco de um limão

Pré-aqueça o *grill* numa regulagem média. Tempere o salmão e coloque-o numa assadeira forrada com papel-alumínio.

Passe o pão e o coentro no processador até obter uma mistura de farelos finos. Misture com a manteiga derretida, a casca de limão e a maior parte do suco, utilizando o restante dele para regar o salmão. Pressione a mistura de farelos de pão sobre os filés de salmão e grelhe durante oito minutos, até que a crosta fique crocante e o peixe inteiramente cozido. Sirva com ervilhas verdes, 150 g de batatas novas e 1 colher de sopa de maionese light.

Camarão marinado com milho verde, feijão e grão-de-bico

Rende 4 porções

1 lata de 400 g de feijão branco escorrido e lavado
1 lata de 310 g de milho verde escorrido e lavado
1 lata de 300 g de grão-de-bico escorrido e lavado
1 colher de chá de casca de limão ralada
2 colheres de sopa de coentro fresco picado
500 g de camarões grandes crus, descascados
2 colheres de sopa de suco de limão
1 colher de sopa de óleo de gergelim
2 dentes de alho esmagados
2 colheres de chá de gengibre ralado
Azeite de oliva extravirgem
Fatias de limão

Em uma tigela grande, misture o feijão, o milho verde e o grão-de-bico e tempere com a casca de limão e o coentro. Descasque os camarões, conservando o rabo.

Para marinar, misture o suco de limão, o óleo de gergelim, o alho e o gengibre em uma tigela pequena. Adicione os camarões e misture delicadamente para envolvê-los no tempero. Cubra e leve ao refrigerador durante três horas.

Borrife ligeiramente uma frigideira com o azeite e leve ao fogo alto. Adicione os camarões e cozinhe por três a cinco minutos, até que fiquem rosados e totalmente cozidos. Regue os camarões com o marinado enquanto são grelhados. Sirva com a mistura de milho verde, feijão e grão-de-bico e com fatias de limão.

Salada de camarão

Folhas verdes variadas
Pepino em fatias
Cebolinha picada
Tomates-cereja cortados ao meio
pimentão vermelho cortado em fatias finas
1 colher de chá de azeite extravirgem
1 colher de chá de suco de limão
1 colher de chá de vinagre balsâmico
125 g de camarões grandes sem casca, cozidos

Tempere todos os ingredientes desejados para a salada com o azeite de oliva, o suco de limão e o vinagre. Arrume-os em uma travessa e enfeite com os camarões.

Salada de atum com soja torrada

Rende 2 porções

A soja torrada é feita de grãos de feijão de soja que ficaram de molho em água e depois foram assados até ficarem crocantes e dourados. A soja torrada tem textura e sabor semelhantes aos do amendoim torrado.

230 g de atum conservado em água
170 g de cenouras raladas
30 g de cebola vermelho em fatias
115 g de queijo de cabra em cubos
70 g de soja torrada
60 g de farinha de rosca

Molho

60 ml de azeite de oliva
2 colheres de sopa de suco de limão
1 pitada de pimenta-do-reino
1 dente de alho esmagado

Coloque os ingredientes da salada numa tigela. Misture os ingredientes do molho separadamente. Tempere a salada com o molho e sirva.

Salada quente de feijão

Rende 2 porções

250 g de quiabo em fatias fininhas
2 dentes de alho grandes, esmagados
170 ml de água
170 g de feijão manteiga escorrido e lavado
170 g de feijão vermelho escorrido e lavado
2 colheres de chá de suco de limão
2 colheres de chá de azeite extravirgem
1 molho grande de cheiro-verde picado
Pimenta-do-reino
2 fatias grossas de pão com casca

Coloque o quiabo, o alho e a água em uma caçarola, tampe e leve ao fogo. Diminua o fogo e deixe ferver durante três minutos, até cozinhar. Escorra.

Ao mesmo tempo, em outra panela, aqueça em fogo brando o feijão com o suco de limão. Escorra, acrescente o quiabo, o alho, o azeite, o cheiro-verde e tempere com pimenta a gosto. Misture delicadamente e sirva com o pão. Você também pode acrescentar à salada pronta tomates cortados e pimentão vermelho para ter mais nutrientes.

Salada mexicana

Rende 2 porções

230 g de feijão fradinho, escorrido
115 g de milho verde
Molho de suco de limão para salada (ver página 125)
170 g de folhas de alface lavadas e escorridas, picadas em pedaços pequenos
1 tomate fresco, picado
30 g de queijo cheddar ralado

Misture o feijão e o milho verde com o tempero e deixe descansar por uma hora. Arrume as folhas de alface em dois pratos e disponha sobre elas a mistura de feijão. Acrescente o tomate e polvilhe com o queijo ralado.

Salada de batata e hortaliças

Rende 4 porções

10 batatas novas, com casca
Pimenta-do-reino e sal a gosto
2 colheres de sopa de azeite extravirgem
115 g de brócolis
1 alface média, lavada e picada em pedaços pequenos

115 g de espinafre picado
85 g de brotos de alfafa
60 g de repolho roxo cortado

Maionese com suco de limão

1 ovo grande
1 colher de chá de mostarda de Dijon
1/2 colher de chá de sal
1/4 de colher de chá de pimenta branca moída na hora
1 1/2 colher de chá de vinagre de vinho branco
226 ml de óleo de amendoim, óleo de milho ou azeite de oliva
1 a 2 colheres de sopa de suco de limão

Cozinhe as batatas durante mais ou menos vinte minutos, até ficarem macias. Escorra, deixe esfriar e corte em pedaços. Numa tigela, misture bem as batatas, a pimenta, o sal e o óleo. Coloque as batatas sobre papel manteiga e asse a 200 graus durante dez minutos.

Lave o brócolis e corte em floretes pequenos, dispensando os talos. Cozinhe no vapor por alguns minutos, até ficarem macios. Mergulhe os floretes em água fria durante um minuto para evitar que cozinhem demais. Escorra bem.

Ponha o alface e o espinafre em uma tigela e acrescente o broto de alfafa e o repolho roxo. Corte os brócolis ao comprido e misture com as folhas.

Para preparar a maionese, passe no liquidificador ou processador todos os ingredientes, exceto o óleo e o suco de limão. Bata durante cinco segundos no liquidificador ou quinze

segundos no processador. Com o aparelho ainda ligado, acrescente o óleo, inicialmente em um fio fino e depois num fluxo moderado. Quando todo o óleo houver sido acrescentado, pare o motor e prove. Acrescente o suco de limão. Caso o molho fique muito espesso, afine-o com a água quente ou o suco de limão. Se ficar muito ralo, bata mais um pouco.
Retire as batatas do forno e junte-as às folhas.

Salada de abobrinha com ricota

Rende 2 porções

4 abobrinhas médias
Azeite de oliva extravirgem
Pimenta-do-reino moída na hora
150 g de ricota
20 g de queijo pecorino ralado em tiras grossas
15 g de folhas frescas de manjericão, cortadas
15 g de folhas frescas de hortelã, cortadas
Suco de dois limões
Folhas verdes para salada
Um punhado de nozes e sementes variadas

Corte as abobrinhas em fatias de aproximadamente 4 milímetros de espessura. Aqueça uma frigideira antiaderente, unte os dois lados das abobrinhas com o azeite e refogue-as em lotes, até que fiquem douradas; tempere com a pimenta-do-reino moída na hora.

Coloque o primeiro lote de abobrinhas no fundo de uma tigela larga e rasa. Cubra com um pouco de ricota esmagada, queijo pecorino e ervas, e um pouco de suco de limão e azeite extravirgem. Continue a arrumar as abobrinhas em camadas até ter usado todas.

Finalize o prato acrescentando mais ervas e regando com mais azeite de oliva e suco de limão. Sirva com uma salada de folhas verdes e um punhado de nozes e sementes variadas.

Cozido vegetal

Rende 2 a 4 porções

1 cebola grande, picada
1 dente de alho grande, descascado e picado
1 colher de sopa de azeite de oliva
170 g de espinafre fresco picado
400 g de grão-de-bico em conservar, sem sal e sem açúcar
400 g de tomates em conserva, sem sal, picados
4 ou 5 tomates frescos picados
70 g de passas
2 batatas novas, descascadas e picadas
85 g de arroz integral
Suco de limão e pimenta-do-reino a gosto

Frite a cebola e o alho no azeite. Acrescente o espinafre e cozinhe até ficar macio. Junte o restante dos ingredientes, exceto a pimenta e o suco de limão. Cozinhe durante 45 minutos ou até que as batatas estejam macias quando espetadas com um garfo. Pode ser necessário acrescentar um pouco de água se o cozido ficar muito espesso. Acrescente o suco de limão e a pimenta-do-reino, e sirva.

Salada de macarrão

Essa salada é boa para o lanche. Pode ser facilmente embalada em um recipiente e levada para o trabalho.

Rende 2 porções

115 gramas de macarrão de trigo integral
1/2 colher de sopa de azeite de oliva
1/2 cebola fatiada
1/2 dente de alho esmagado
2 colheres de sopa de purê de tomate
15 g de folhas de manjericão picadas

Cozinhe o macarrão de acordo com as instruções da embalagem. Ao mesmo tempo, aqueça o azeite numa panela, acrescente a cebola e o alho e frite até a cebola ficar macia. Adicione o purê de tomate e o manjericão. Escorra o macarrão, misture os temperos e deixe esfriar. Sirva fria.

Bolo de espinafre e ovos

Rende 4 porções

115 g de arroz arbóreo
1/2 colher de chá de óleo de girassol
1 cebola pequena cortada em fatias finas
115 g de espinafre congelado
2 ovos
60 g de queijo parmesão ralado na hora
1 pitada de pimenta-de-caiena

Cozinhe o arroz de acordo com as instruções da embalagem.

Ao mesmo tempo, aqueça o óleo numa caçarola, acrescente a cebola e frite-a até ficar dourada. Numa tigela, junte o espinafre, o arroz e a cebola. Em outra tigela, quebre os ovos e bata levemente a clara e a gema juntas. Acrescente os ovos, o queijo e a pimenta à mistura de espinafre, arroz e cebola e misture bem. Transfira a massa para uma forma de bolo e asse durante meia hora em forno quente (aproximadamente 200 graus).

Sobremesas e lanches

Espetinhos de frutas com creme de limão

170 g de iogurte natural
2 colheres de sopa de cream-cheese desnatado
1 colher de sopa de sementes de papoula
1/2 colher de chá de casca de limão ralada
2 colheres de sopa de suco de limão
Frutas: morango, melão cantalupo, kiwi etc.

Misture o iogurte com o queijo, batendo até a mistura ficar cremosa. Acrescente as sementes de papoula, a casca e o suco de limão. Leve ao refrigerador por duas horas, para que os sabores se misturem. Espete as fruta em palitos ou espetinhos e sirva com o molho.

Compota de frutas secas

Rende 2 porções

30 g de figos secos
30 g de damascos secos
30 g de ameixas secas
30 g de maçã-passa
30 g de uva-passa
110 ml de suco de maçã

Coloque as frutas secas em uma tigela com o suco de maçã e deixe na geladeira até o dia seguinte. Sirva gelada.

Maçã assada recheada

Rende 2 porções

2 maçãs grandes
Sugestões para o recheio: tâmaras, canela, passas, amêndoas
1 colher de sopa de xarope de bordo

Retire o miolo das maçãs e faça um corte na casca ao redor do centro da fruta. Recheie com os ingredientes que escolher e o xarope de bordo. Asse a 180 graus por 45 minutos a uma hora ou até que a fruta fique macia. Sirva quente ou fria.

Surpresa de banana

Rende 2 porções

2 bananas
30 g de tâmaras picadas
30 g de damascos secos picados
30 g de uvas sem semente
30 g de amêndoas picadas

Amasse as bananas em uma tigela e misture as frutas e as amêndoas. Coloque a mistura em uma bandeja que vá ao freezer e congele durante duas horas. Sirva gelado.

Sobremesa de frutas e biscoitos de aveia

Rende 6 porções

2 bananas
2 maçãs
8 damascos secos
8 a 12 biscoitos de aveia
60 g de nozes picadas

Prepare as frutas, corte-as em pedaços pequenos e coloque-as numa panela. Adicione algumas colheres de sopa de água e ferva durante dez minutos ou até que as frutas fiquem macias, adicionado mais água se a mistura ficar muito seca.

Arrume os biscoitos de aveia no fundo de tigelas de sobremesa. Talvez você precise quebrá-los para que caibam. Quando as frutas estiverem macias, despeje-as sobre os biscoitos. Enfeite com as nozes picadas e sirva.

Salada de frutas e nozes

Rende 4 porções

1 pêssego em fatias
2 laranjas descascadas, sem sementes e picadas
230 g de abacaxi fresco, picado
170 g de uvas sem sementes
30 g de castanhas-do-pará picadas
Suco de um limão
Um punhado de amêndoas tostadas

Disponha o pêssego e as fatias de laranja em quatro tigelas. Misture o abacaxi, as uvas e as castanhas-do-pará e coloque-os sobre as fatias de pêssego e laranja. Regue com suco de limão e enfeite com amêndoas tostadas.

Sobremesa de frutas vermelhas

Rende 2 porções

115 g de morangos
115 g de framboesas
60 g de groselhas
50 ml de suco de amora ou maçã, sem açúcar

Remova as folhas e as hastes das frutas. Lave as frutas com água fria corrente. Numa tigela, misture as frutas com o suco de amora ou maçã. Deixe gelar durante meia hora e sirva com iogurte semidesnatado ou sorvete de baunilha.

Bolo de limão e amêndoas

Rende 1 ou mais porções!

115 g de manteiga sem sal, à temperatura ambiente
100 g de açúcar mascavo
1 colher de sopa de raspas de limão
1 colher de chá de extrato de baunilha
1 colher de chá de fermento
1/2 colher de chá de sal marinho
3 gemas e 4 claras
100 g de amêndoas moídas

65 g de farinha de trigo
100 ml de suco de limão
1/2 colher de chá de cremor de tártaro
adoçante xilitol, opcional

Pré-aqueça o forno a 180°C.

Unte uma forma redonda de 20 centímetros. Forre o fundo da forma com papel manteiga e unte o papel com manteiga. Enfarinhe levemente a forma, tendo o cuidado de bater para remover o excesso.

Bata a manteiga com o açúcar, a raspa de limão, a baunilha, o fermento e o sal até obter um creme leve. Acrescente as gemas, uma a uma, batendo bem cada uma delas. Misture as amêndoas moídas com a farinha. Misture com as gemas esses ingredientes secos e o suco de limão.

Bata as claras com o cremor de tártaro até formarem picos suaves. Divida as claras em três partes e misture-as com a massa. Despeje a massa na forma preparada e asse durante aproximadamente 35 a 40 minutos ou até que fique dourada e um palito espetado no bolo saia limpo. Deixe esfriar sobre uma grelha durante 15 minutos. Desenforme o bolo e remova o papel. Deixe o bolo esfriar completamente antes de transferi-lo para um prato e polvilhá-lo com o adoçante xilitol (se desejar).

Receitas de beleza à base de limão*

Muito antes de nossos armários de banheiro ficarem cheios de produtos de beleza comerciais, nossos ancestrais usavam ingredientes naturais como o limão em uma grande variedade de tratamentos para o cabelo e a pele. O limão pode limpar, tonificar e firmar a pele da forma mais natural, razão pela qual com frequência ele é empregado como ingrediente em cosméticos.

Podemos usar o limão para criar tratamentos de beleza caseiros seguros e eficazes para clarear, esfoliar e tonificar a pele e para revigorar o espírito. Experimente algumas das receitas de beleza a seguir. Caso não esteja convencido, tente lavar o rosto com água de limão imediatamente antes de se deitar e observe como sua pele parecerá fresca e macia no dia seguinte.

Máscara facial para pele normal ou oleosa

1 banana pequena
1 colher de chá de mel
8 gotas de suco de limão (ou mais, se preferir)

Amasse a banana e misture-a com os outros ingredientes. Aplique a máscara sobre a pele limpa e deixe-a agindo por cinco a dez minutos. Remova-a com água morna e aplique uma loção tônica e um hidratante.

.

---

* É importante destacar que o psoraleno, substância presente no limão, em associação com a luz solar pode causar reações alérgicas como a fitofotodermatose. (N. da E.)

Máscara facial para prevenir rugas

1 gema de ovo
1 colher de sopa de óleo de jojoba
1 limão

Bata no liquidificador a gema com o óleo de jojoba. Esprema o limão e junte o suco com a mistura. Massageie a mistura na pele e deixe a máscara agir durante vinte minutos. Remova com água fria.

Máscara facial para pele seca

1 banana madura
3 gotas de óleo essencial de limão
2 gemas
1 colher de sopa de óleo de jojoba
1 colher de sopa de óleo de abacate
2 limões

Amasse a banana e misture-a com o restante dos ingredientes, exceto os limões, formando uma pasta homogênea. Aplique a pasta sobre a pele e deixe agir durante vinte minutos. Enxágue com uma solução preparada com o suco de dois limões e um litro de água morna.

Solução de limpeza

1 limão
100 ml de leite
1 colher de sopa de mel

Esprema o limão e misture o suco com o leite, adicionando o mel. Com um chumaço de algodão, aplique delicadamente a mistura sobre a pele e deixe-a agir durante dois minutos. Enxágue com água limpa e morna.

Adstringente de suco de limão

Esprema um pouco de suco de limão em um pote de vidro. Aplique um pouco sobre o rosto todas as manhãs, deixando agir durante dez minutos. Remova com água morna e aplique um hidratante.

Pele áspera

Caso a pele de seus joelhos e cotovelos seja áspera, extraia o suco de dois ou três limões e misture-o com 575 ml de água morna. Acrescente duas colheres de sopa de mel líquido. Embeba um chumaço de algodão nessa solução e aplique-a sobre a pele áspera. Se suas mãos e pés parecerem ásperos, deixe-os de molho nessa solução.

Cotovelos manchados

Para clarear cotovelos manchados: corte um limão ao meio e apoie cada um dos cotovelo sobre uma das metades durante aproximadamente dez minutos. Os ácidos do limão irão desprender suavemente as áreas de pele escura e elas poderão ser removidas com água.

Para esfoliar e clarear a pele

Para esfoliar a pele morta e diminuir o aparecimento de sardas e manchas, esfregue suavemente sobre a pele um limão cortado e 1/2 colher de chá de grãos de açúcar durante alguns minutos. Repita a operação pelo menos uma vez por semana até que as áreas escuras desapareçam. Outra forma de suavizar as manchas de idade é simplesmente aplicar uma fatia de limão diretamente sobre a região manchada durante dez minutos. Repita o processo uma vez por semana até que as manchas desapareçam.

Problemas nas unhas

Caso suas unhas estiverem manchadas ou fracas, lave-as e aplique sobre elas um pouco de suco de limão misturado com água. Deixe a solução agir durante alguns minutos. Se você fizer essa operação com frequência, ela ajudará suas unhas a parecerem mais saudáveis e brilhantes.

Mechas naturais

O limão pode ajudar a criar o efeito de mechas no cabelo durante o verão. Contudo, ele resseca os cabelos, portanto tenha o cuidado de não usar essa receita com muita frequência. Prepare uma xícara de água morna com suco de limão (um limão deve ser suficiente, dependendo do comprimento do cabelo). Depois do xampu, simplesmente aplique a água de limão sobre os cabelos e exponha-os ao sol durante algumas horas (tendo o cuidado de usar um protetor solar).

Condicionador de limão

Para dar aos cabelos movimento e brilho, misture o suco de um limão com 226 ml de água morna e aplique a solução ao cabelo. Deixe por alguns minutos e depois enxágue.

Tratamento para caspa

Misture algumas colheres de sopa de suco fresco de limão com azeite de oliva e massageie suavemente essa mistura no couro cabeludo. Deixe agir durante quinze minutos e depois lave com xampu e enxágue como de hábito.

Para pés macios e bonitos

Em uma bacia, misture:
226 ml de suco de limão
2 colheres de sopa de azeite de oliva
110 ml de leite
Água suficiente para encher a bacia

Se quiser, você também pode adicionar algumas gotas do seu óleo essencial favorito, para perfumar.

Deixe os pés de molho durante quinze minutos e então lave-os com água morna. Repita essa operação uma vez por semana durante várias semanas para obter pés perceptivelmente mais macios e lisos.

Banho de limão

Tomar um banho de banheira com suco de limão é uma maneira maravilhosa de se tratar bem. No vapor que se eleva, você aspira o aroma estimulante dos óleos essenciais, enquanto o suco de limão rejuvenesce sua pele. Esprema o suco de cinco limões e misture-o na água quente do banho com oito gotas de óleo essencial de limão e dois litros de soro de leite ou leitelho. Relaxe durante 15 minutos e deixe o corpo e a mente se encharcarem de todas essas coisas boas.

CAPÍTULO SETE

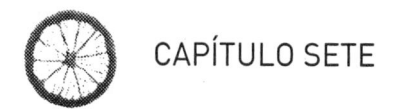

Programa de exercícios para perder peso da Dieta do suco de limão

Os exercícios físicos são parte essencial da Dieta do suco de limão, pois são uma maneira fantástica de acelerar o metabolismo e melhorar a digestão, dando mais eficiência à perda de peso. Porém, antes de começar a se preocupar com todo o esforço e o trabalho árduo que precisa fazer — relaxe! Esse programa de atividade física é muito prático, tendo por base caminhadas e alguns exercícios abdominais. Você só precisa de um par de tênis confortáveis e de algum espaço na sala para fazer um pouco de tonificação e alongamento. É simples assim.

> **Observação**
>
> Caso esteja acima do peso, tenha pressão alta ou alguma doença preexistente, não deixe de consultar seu médico antes de começar um programa de exercícios. Uma vez tendo certeza de que é seguro fazer atividades físicas, faça-as com segurança. Você não deve sentir dor ou desconforto, nem ficar ofegante ou tonto. Caso não se sinta bem, pare imediatamente e converse com seu médico.

Exercícios físicos, digestão e emagrecimento

No que diz respeito à perda de peso e à sua saúde, quanto mais atividade, melhor. Os exercícios físicos reduzem o risco de doenças cardíacas e melhoram o humor e os níveis de energia. Eles aumentam o ritmo da queima de calorias durante até doze horas, portanto você irá queimar mais calorias mesmo quando estiver em repouso, aumentando a probabilidade de que seu corpo extraia nutrientes dos alimentos e suplementos. Fazer exercícios regularmente também aumenta a potência muscular e os músculos são máquinas de queimar gorduras.

Outra grande vantagem é que os exercícios melhoram a circulação. Eles aceleram a desintoxicação e o processo natural de eliminação de resíduos, que é essencial para se perder peso. Quando você faz exercícios, respira mais profundamente. O diafragma — o músculo côncavo que separa o peito da cavidade abdominal — sofre uma tração para baixo para que a inalação seja mais profunda, e relaxa quando você expira. Esse movimento massageia o trato digestório e promove um funcionamento regular do intestino. Finalmente, os exercícios também nos estimulam a beber mais água, o que é importante para a saúde da digestão e para a perda de peso.

Portanto, se você quiser melhorar a digestão, perder peso naturalmente e ter mais energia, precisará assumir o compromisso de fazer exercícios todos os dias, mesmo que se limite a sair para uma caminhada de trinta minutos.

É hora de caminhar

Um programa de caminhadas regulares, associado à Dieta do suco de limão, é uma das melhores formas de promover a digestão e começar a perder peso. Caminhar resulta na contração e no relaxamento rítmico dos músculos, e também em mudanças rítmicas de pressão nas cavidades do corpo, que podem melhorar a circulação sanguínea e, dessa forma, promover suave e eficazmente a digestão e a perda de peso. Caminhar não só estimula o corpo a se livrar de gordura, mas também ajuda a formação de músculos, fortalece os ossos e melhora a circulação. Em resumo, se você precisa perder peso e quer ter uma aparência tonificada, e uma pele luminosa, caminhar é excelente! É seguro e pode ser feito a qualquer momento, em qualquer lugar. Só é necessário um par de calçados próprios para caminhada e um pouco de motivação!

Agora é a hora de começar a se mover. Em vez de passar horas circulando pelo estacionamento em busca da vaga mais próxima da porta, estacione mais longe e caminhe. Pare de pegar elevadores e escadas rolantes e use a escadaria. Em casa, em lugar de desmoronar em frente à televisão, vista um casaco ou jaqueta e vá respirar ar fresco. Se estiver chovendo, não deixe que isso o impeça: leve um guarda-chuva. Caso o tempo esteja realmente ruim, toque sua música favorita e dance. Certo, isso não é caminhar, mas ainda é se mover de forma enérgica, e quanto mais você se movimentar e respirar fundo, melhor. Outra opção excelente é comprar uma cama elástica pequena e saltar com moderação enquanto assiste a programas favoritos.

Uma boa técnica de caminhada

Uma simples caminhada pode muito bem ser transformada num exercício de queima de gorduras e formação de músculos, capaz de tonificar os glúteos, os quadris e as coxas. Colocar um pé na frente do outro é fácil, mas para obter o máximo de benefício da atividade física é preciso caminhar corretamente.

- Para começar, corrija a postura, relaxando os ombros, puxando suavemente o abdome para dentro e elevando ligeiramente o tórax.
- Olhe para a frente, e não para baixo, com o queixo para cima, paralelo ao chão.
- Relaxe os braços, mantendo-os próximos do corpo.
- A cada passo, apoie primeiro o calcanhar e depois transfira o peso para a ponta do pé, num movimento suave do calcanhar para os dedos.
- Procure caminhar depressa, num ritmo que faça você se sentir ofegante, porém de forma confortável. Você ainda deve ser capaz de falar frases curtas.
- Aumente a velocidade intensificando o ritmo dos passos, em vez de alongá-los, porque passos muito largos irão desalinhar sua postura.
- Seu movimento deve ser fluido, portanto procure não quicar no chão.

Se for principiante, comece caminhando num ritmo moderado, ou seja, fazendo um pequeno esforço, como se estivesse indo a algum lugar e não apenas passeando. Quando se sentir mais confiante, adote um ritmo mais acelerado, empurrando-se um pouco para fora da zona de conforto. Quando se sentir realmente confiante, caminhe de forma acelerada, o que deve dar a sensação de estar caminhando o mais depressa possível, porém ainda mantendo a postura e a técnica corretas. Aumentar o gradiente da caminhada, mesmo muito pouco, fará uma diferença efetiva na intensidade do trabalho físico, portanto procure uma ladeira para subir, ou, se estiver usando uma esteira, aumente a inclinação. A ideia é manter o ritmo constante, quer esteja subindo ou descendo a ladeira, já que isso irá manter o ritmo cardíaco e maximizar a queima de calorias.

Você precisará de sapatos ou tênis confortáveis, mas que deem sustentação, e de roupas folgadas. O calçado deve dar a sensação de espaço em torno dos dedos, deve amortecer bem o impacto nos tornozelos e deve ser confortável e leve. Calçados diferentes fornecem graus diversos de apoio; portanto, se tiver dúvidas, peça orientação na loja de artigos esportivos próxima de sua casa.

Seu programa de caminhada

Seu programa de caminhada irá ajudar a queimar gorduras e aumentar sua confiança, disposição e energia. Faça o aquecimento andando em ritmo moderado durante cinco minutos e então comece a estabelecer uma cadência mais acelerada. Quando sentir que não está se esforçando, aumente a velocidade. Reduza a velocidade quando sentir cansaço. Uma boa dica é balançar os braços quando caminhar mais rápido, até chegar ao ponto de quase correr, então reduzir a velocidade um pouco para ser capaz de mantê-la. Cinco minutos antes de terminar o exercício, reduza a velocidade para um ritmo moderado, para desaquecer.

Tenha o cuidado de não se lançar em um programa vigoroso de atividade física se não faz exercícios há algum tempo ou se tiver muito peso para perder. Em vez disso, comece devagar e vá acelerando; aumente gradualmente a intensidade e a duração da atividade física quando sentir que está com mais disposição.

Por exemplo, na primeira semana você pode caminhar devagar durante cinco minutos e então fazer cinco minutos de caminhada em ritmo moderado, para em seguida desacelerar durante cinco minutos, de modo que sua caminhada diária seja de quinze minutos no total. Na segunda semana, aumente em cinco minutos o tempo de caminhada moderada, de modo a fazer um total de 20 minutos por dia. Na semana seguinte, você pode aumentar o tempo para 25 minutos, de modo que na quarta semana alcance a meta de 30 minutos de caminhada por dia.

Caso sinta capaz, você pode pensar em aumentar o tempo de caminhada para 45 minutos ou andar por 25 minutos num ritmo mais acelerado; no entanto, caso simplesmente não tenha tempo para isso, continuar a fazer 30 minutos num ritmo moderado é suficiente, desde que você se esforce para trabalhar mais em cada caminhada. Em dois ou três dias na semana, você também deve tentar dividir a caminhada, fazendo, por exemplo, 15 minutos antes de ir para o trabalho e 15 minutos na hora do almoço.

> **Programa poderoso de caminhada**
>
> **Semana 1**
> 1 caminhada de 20 minutos em ritmo moderado
> 2 caminhadas de 30 minutos em ritmo moderado
> 1 caminhada de 45 minutos em ritmo moderado
> 1 caminhada de 15 minutos acelerada
> 1 caminhada de 20 no ritmo intermediário
> 1 dia de descanso
>
> **Semana 2**
> 3 caminhadas de 30 minutos em ritmo moderado
> 2 caminhadas de 40 minutos em ritmo moderado
> 1 caminhada de 25 minutos em ritmo intermediário
> 1 dia de descanso
>
> **Semana 3**
> 2 caminhadas de 30 minutos em ritmo moderado
> 3 caminhadas de 40 minutos em ritmo moderado
> 1 caminhada de 30 minutos no ritmo intermediário
> 1 dia de descanso
>
> **Semana 4**
> 2 caminhadas de 30 minutos em ritmo moderado
> 2 caminhadas de 40 minutos em ritmo moderado
> 1 caminhada de 30 minutos no ritmo intermediário
> 1 caminhada de 25 minutos em ritmo acelerado
> 1 dia de descanso

Resolução de problemas

Quando começar seu programa de caminhada, talvez você sinta um pouco de dor. Isso é normal se você for principiante em atividades físicas.

Para evitar dores nos joelhos
Sente-se no chão com a perna direita esticada à sua frente e a perna esquerda dobrada, com a sola do pé apoiada no chão. Coloque as mãos para trás e sente-se com as costas retas. Com o pé direito flexionado, levante a perna esquerda a alguns centímetros do chão, sustente a posição por alguns segundos e depois abaixe a perna esquerda. Faça quatro elevações e repita com a outra perna. Faça isso de duas a quatro vezes por semana.

Para evitar dor na panturrilha
Antes e depois da caminhada, fique de frente para uma parede, árvore ou poste, apoiando sobre ele as palmas das duas mãos. Mantenha o pé esquerdo no chão e flexione o joelho esquerdo. Pressione o tornozelo do pé direito no chão, até sentir um alongamento suave na panturrilha. Repita com a outra perna.

Para evitar dor nos braços
Antes de cada caminhada, alongue a parte superior do corpo: fique de pé, com os pés separados e alinhados com os ombros; levante o braço direito acima da cabeça, dobrando o cotovelo de modo que a mão direita fique atrás da cabeça. Apoie a mão esquerda sobre o cotovelo direito e puxe-o delicadamente para a esquerda, deixando que a parte superior do corpo se incline ligeiramente para a esquerda. Mantenha a posição durante algumas respirações, relaxe e repita com outro lado.

Para evitar dores nas canelas
De pé, com os pés quase juntos, fique na ponta dos pés, sustente a posição durante dois segundos e volte a apoiar os pés

no chão. A seguir, gire os pés, apoiando-se na lateral externa, sustente a posição por dois segundos e volte a apoiar os pés no chão. Em seguida, eleve a ponta dos pés, apoiando-se nos tornozelos; sustente a posição por mais dois segundos e volte a apoiar os pés no chão. Faça esse procedimento antes de caminhar, quantas vezes quanto desejar.

Toda atividade conta

Se você tem dificuldade de dispor de 30 minutos por dia para caminhar, seus exercícios físicos podem ser distribuídos ao longo do dia e incluir atividades como subir escadas, cuidar do jardim ou arrumar a casa. Talvez seja mais fácil para você fazer três caminhadas de 10 minutos, em vez de uma caminhada de 30. Toda atividade conta. Somente procure fazer no mínimo 30 minutos por dia, todos os dias. Caso ache que não está conseguindo cumprir esse tempo, descubra maneiras de chegar lá carregando as compras, dando uma volta no quarteirão, lavando o carro ou entrando para uma aula de dança. No final, essas mudanças simples podem ajudar a perder peso.

Divirta-se!

Qualquer que seja a atividade escolhida — caminhar, correr, dançar, praticar equitação, fazer aulas de step, saltar numa cama elástica, nadar, pedalar ou praticar esgrima — assegure-se de fazer o que gosta. Estudos mostram que desistem dos exercícios aqueles que se punem fazendo atividades que detestam, portanto procure alguma coisa de que goste e persista nela. E se você faltar à atividade física em um dia, não deixe que isso prejudique seu programa de exercícios. Se estiver se exercitando durante 30 minutos por dia, tirar um dia ou dois de folga de vez em quando não fará mal.

Caso tenha tempo e energia, desafie-se: por exemplo, aumente a rotina de caminhadas para 30 minutos em ritmo acelerado antes do café da manhã e 30 minutos imediatamente antes do almoço. Não há nenhuma razão pela qual você não possa fazer mais de 30 minutos de atividades físicas por dia, se quiser, e isso só irá acelerar seu metabolismo. No entanto, tenha bom-senso. Fazer atividades físicas em excesso, exercitando-se por mais do que uma hora e meia ou duas horas por dia, é um comportamento obsessivo e desnecessário, a menos que você seja atleta, dançarino ou fisiculturista. O importante é ter sempre certeza de apreciar os exercícios e saber que eles melhoram sua qualidade de vida, sem controlá-la.

Tonificação e alongamento

Uma vez que adote a rotina de se exercitar durante 30 minutos por dia, você deve começar a pensar em incluir de 10 a 15 minutos de exercícios com pesos de três a quatro vezes por semana, pois quanto mais músculos tiver, mais calorias irá queimar e melhor será o equilíbrio do açúcar no sangue. Talvez você queira entrar para uma academia e usar os aparelhos, mas se isso não lhe agrada, encontre formas de usar os músculos com mais frequência na vida diária: carregue sua bagagem; enquanto vê televisão, faça alguns exercícios abdominais e flexões; contraia as nádegas algumas vezes enquanto está de pé, esperando o ônibus; carregue as crianças; compre um DVD de ginástica e faça os exercícios de tonificação, e assim por diante.

O alongamento diário também é uma boa ideia, pois irá melhorar a postura, protegê-lo de lesões nas articulações e manterá a sensação de flexibilidade. Os melhores momentos para um bom alongamento são o início da manhã, o final da noite, depois de um banho e antes e depois da atividade física. Não é preciso fazer nada complicado ou se envolver em posturas dolorosas de ioga. Alongamentos simples, como ficar na ponta dos pés e esticar ao máximo os braços em direção ao teto, são muito eficazes. No entanto, não cometa o erro de dar um impulso quando se alonga, e sustente delicadamente a posição alongada durante trinta segundos antes de relaxar.

Exercícios abdominais

Para diminuir a medida da cintura, os exercícios tradicionais de tonificação para a barriga — como as flexões do tronco — são bons, mas há outros tipos de exercícios abdominais que podem ajudar a estimular a digestão e massagear os órgãos da região do abdome. Os seguintes exercícios tradicionais chineses podem ajudar a melhorar uma digestão lenta e promover rapidamente a perda de peso de forma fácil e segura, sem necessidade de remédios, poções ou preparações.

Elevação abdominal

Esse primeiro exercício só deve ser feito com o estômago vazio. É melhor que seja sua primeira atividade da manhã, antes do café da manhã. Ele prepara os órgãos do sistema digestório para os alimentos, fazendo uma massagem revigorante em toda a região abdominal.

1. Fique de pé, com os pés separados e alinhados com os ombros. Coloque as mãos imediatamente acima dos joelhos, com os dedos na parte interna da coxa, a mão direita na coxa direita e a mão esquerda na coxa esquerda.

2. Respire profundamente pela boca até esvaziar totalmente os pulmões. Imediatamente, sem inspirar, use os músculos abdominais para puxar o abdome para cima e em direção à coluna vertebral, o mais alto que puder. Mantenha essa posição durante cinco ou dez segundos. Não inspire ainda!
3. Relaxe a parede abdominal, deixe tudo descer suavemente para seu lugar e então respire lenta e profundamente uma ou duas vezes.
4. Comece fazendo dois ou três ciclos e vá aumentando até fazer seis. Quando terminar o último ciclo, fique de pé com as costas retas e os braços soltos ao lado do corpo.
5. Para encerrar, faça uma respiração lenta e profunda enquanto eleva os braços (esticados) em frente ao corpo e sobre a cabeça. Alongue-se para o alto até onde for confortável e segure a respiração durante alguns segundos. Sinta a musculatura abdominal se alongar.
6. Solte o ar devagar enquanto abaixa os braços lenta e constantemente, até ficarem ao lado do corpo.

Rotação das costas

Uma vez tendo passado alguns minutos fazendo a elevação abdominal, faça a rotação das costas. Esse exercício clássico chinês também estimula os órgãos abdominais e digestivos, massageando-os enquanto você gira o tronco de um lado para outro.

1. Fique de pé, com as costas retas e os pés paralelos, alinhados com os ombros. Flexione um pouco os joelhos, apoie o peso do corpo sobre as pernas e deixe os braços caídos ao lado do corpo.
2. Gire delicadamente o tronco e a cabeça para a direita, até estar olhando diretamente para trás. Deixe os braços relaxados e permita que eles acompanhem o movimento,

mas mantenha as pernas e os pés apontados para a frente durante todo o exercício; somente o tronco e os braços devem se mover.
3. Volte para a frente devagar e continue a girar para a esquerda, até estar mais uma vez olhando para trás. Continue girando para um lado e para o outro.
4. Lembre-se de deixar que os braços se movam naturalmente quando girar. Não pare em nenhum estágio do exercício. Gradualmente, aumente a velocidade e o torque sobre os quadris e o tronco. Os braços começarão a balançar mais para fora e as mãos irão bater na lateral do corpo à medida que você gira.
5. Faça de 10 a 15 giros para cada lado. Aumente para 30 giros para cada lado ou simplesmente faça o exercício durante alguns minutos de cada vez. Quando tiver terminado, não pare de uma vez; diminua gradualmente a velocidade e volte à posição inicial, deixando os braços balançarem até que caiam naturalmente de volta à lateral do corpo. Faça algumas respirações lentas e profundas.

Massagem abdominal

Massagear o abdome depois das refeições pode melhorar a digestão e a absorção dos nutrientes. Na China, muitas vezes as pessoas caminham muito devagar depois das refeições, massageando ao mesmo tempo o abdome.

1. Fique de pé, com os pés paralelos e alinhados com os ombros.
2. Flexione ligeiramente as pernas e deixe o peso do corpo apoiado sobre elas.
3. Mantenha as costas retas ou sente-se numa cadeira de encosto reto, sólida, mas confortável.

4. Esfregue rapidamente as mãos, até que fiquem quentes. Afaste qualquer peça de roupa que esteja cobrindo o abdome e apoie as mãos uma sobre a outra imediatamente abaixo do umbigo.
5. Usando a palma das mãos e os dedos, faça círculos pequenos, na direção contrária à dos ponteiros do relógio, sobre o umbigo, seguindo o caminho do cólon, da direita para a esquerda. Aplique uma pressão razoavelmente firme, mas não tanta que cause desconforto.
6. Comece fazendo círculos pequenos. Gradualmente, aumente-os até estar massageando toda a região do abdome e do estômago.
7. Focalize a atenção no calor que penetra o abdome.
8. Faça 40 a 50 círculos ou simplesmente massageie o abdome durante diversos minutos, uma ou duas vezes por dia.

CAPÍTULO OITO

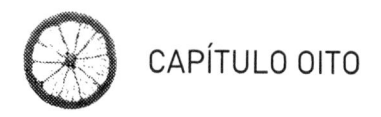

Como manter a motivação

Na primeira semana da Dieta do suco de limão, seu corpo estará se ajustando aos novos alimentos que você irá comer, e é bem possível que em alguns momentos você queira jogar a toalha. Neste capítulo você encontrará excelentes conselhos que poderão ajudá-lo a passar pelos momentos de "estou morrendo de fome e preciso comer já" ou "não dá para se preocupar com tanta coisa". Também encontrará dicas sobre formas de lidar com o estresse, comer fora e o que fazer caso você pare de perder peso.

Quando o desejo de comer ataca

Jogue fora as guloseimas
A primeira coisa a fazer para resistir às tentações é revistar os armários da cozinha e a geladeira, jogando fora tudo o que você sabe que não lhe fará bem. Livre-se dos bolos, biscoitos, doces, batatas fritas, tortas e assim por diante, pois é muito difícil resistir a essas guloseimas quando estão bem à mão.

Temos desejo de comer aquilo a que estamos habituados, portanto, se mudarmos os hábitos alimentares, iremos enfraquecer os desejos antigos e fortalecer os novos. Os primeiros dias serão os mais difíceis e você provavelmente não será capaz de eliminar completamente os velhos desejos; no entanto, quanto mais evitar os objetos de desejo, menos provável será querê-los. Na verdade, você pode até começar a desejar as comidas frescas e saudáveis que passou a comer, o que é um verdadeiro bônus.

Continue a beber suco de limão

Tenha à mão uma boa quantidade de limões frescos para poder fazer um copo de suco quente de limão a qualquer momento, em qualquer lugar. Limonada ou chá com limão são excelentes moderadores do apetite. Só é preciso espremer limão na água ou no chá ou colocar dentro da bebida uma fatia de limão. Beber um copo de limonada antes de comer pode diminuir o apetite, porque você sentirá saciedade. Beber mais água também pode ter um impacto direto sobre a energia — muitas vezes procuramos uma dose de açúcar quando o que realmente precisamos é reidratar o corpo.

Deite-se cedo

Experimente dormir cedo durante algumas noites, porque o sono ajuda a manter os níveis de energia e o controle sobre o apetite. Para ter uma noite de sono mais proveitosa, tente adicionar à água do banho um pouco de um óleo essencial relaxante, como o de baunilha, ou pingar algumas gotas no travesseiro. Uma boa noite de sono é importante, porque dormir pouco prejudica os hormônios, precipitando mudanças no metabolismo e aumento do apetite. O cansaço causa desejo por comida, portanto faça uma sesta de não mais que vinte minutos, em vez de pegar a lata de biscoitos.

Coma pouco e com frequência

Lembre-se: se você evitar deixar um intervalo maior que três horas entre as refeições, simplesmente não terá tempo para sentir fome. O plano de alimentação ideal é fazer três refeições equilibradas e dois lanches por dia. São lanches excelentes e saudáveis:

- 30 g de amêndoas, nozes pecã ou nozes comuns
- 125 g de iogurte
- Uma porção de legumes crus, como aipo, cenoura, floretes de brócolis ou de couve-flor

Para mais sugestões de lanches, ver os Programas de refeições do Capítulo 4.

Detone a tentação

Caso você sucumba à tentação e compre um alimento que sabe que não é benéfico, coma um pedaço pequeno e destrua o resto. Não se limite a jogar a comida no lixo, estrague-a: jogue água sobre ela. Você terá um sentimento de realização por estar no controle de seus desejos, e não o contrário. Não pense no dinheiro que desperdiçou; se você não destruir a tentação, ela irá parar nos seus quadris.

Vá devagar!

Quando comemos depressa, ingerimos muita comida antes que o corpo tenha a chance de entender que está satisfeito (e não cheio). Essa estratégia parece simples, mas é mais difícil do que se imagina em uma época em que comer em lanchonetes virou lugar-comum. Se você fizer as refeições com calma e realmente mastigar os alimentos e saborear o que está comendo, terá menos chance de comer em excesso. Descanse a faca e o garfo entre as garfadas. E não se esqueça: se terminar a refeição e quiser mais comida, espere 20 minutos para ver se ainda sente fome. O cérebro é 15 ou 20 minutos mais lento que o estômago. Você pode descobrir que, afinal, não está com fome.

Desfrute o chocolate
Toda noite, coma um pedaço delicioso e sofisticado de chocolate de alta qualidade, com 70 por cento de cacau. Saboreie o chocolate. Sente-se, relaxe e não faça nada a não ser desfrutar o sabor, a textura e a experiência de comê-lo. Coma devagar, saboreando cada pedaço. E de jeito nenhum se sinta culpado. Uma pequena porção do seu alimento favorito irá impedi-lo de sentir carência.

Vá caminhar
Quando tiver vontade de comer, vá dar uma volta. Os exercícios são redutores de apetite fantásticos. Caso não seja possível caminhar, ouça sua música favorita. Isso irá desviar sua mente da ideia de comer. Já foi demonstrado que o simples ato de ouvir uma música alegre durante alguns minutos nos distrai da sensação de fome.

Olhe-se no espelho
Pendure um espelho em frente a seu lugar na mesa. Um estudo descobriu que comer em frente a um espelho reduz em quase um terço a quantidade do que se come. Aparentemente, ter de se olhar nos olhos reflete para nós alguns dos nossos padrões e metas internos, lembrando-nos da necessidade de comer menos.

Divida as guloseimas em porções
Não coma diretamente da embalagem ou recipiente. Tire a comida da embalagem e coloque-a numa tigela. Dessa forma, você poderá ver exatamente quanto está comendo. Por exemplo, divida um pacote de 280 g de nozes em dez sacos de plás-

tico pequenos. Assegure-se de comer apenas um saquinho de cada vez e guarde o resto onde não possa vê-lo. Um dos melhores lanches para matar a fome é um punhado de nozes ou castanhas (seis nozes, 12 amêndoas ou 20 amendoins) com dois copos de água, porque a proteína causará satisfação, ao mesmo tempo em que proporciona um prazer às papilas gustativas e aumenta o nível de energia.

Não faça compras com o estômago vazio

Fazer compras quando se sente fome é uma má ideia, pois aumenta a probabilidade de se exagerar nos alimentos calóricos, açucarados ou gordurosos. Faça uma lista daquilo que precisa e se restrinja a ela. Compre legumes e verduras suficientes para durar uma semana. Evite as promoções — pacotes tamanho-família não são um bom negócio se o preço a pagar é um novo par de jeans!

Outras dicas

- Cheire limão, banana, maçã, hortelã ou essência de baunilha. Uma pesquisa da Fundação de Pesquisa do Odor e do Gosto, de Chicago, descobriu que quanto mais as pessoas sentem os cheiros, menos fome sentem. Uma teoria é que cheirar os alimentos engana o cérebro fazendo-o pensar que você está realmente comendo aquilo. A essência de baunilha parece ter um efeito moderador do apetite.
- Chá de folhas verdes de hortelã é calmante e refrescante. Coloque algumas folhas em uma caneca, acrescente água fervendo e deixe a hortelã macerar durante alguns momentos. Os chás de limão, camomila e verbena também são bons para diminuir o apetite.
- Caso você sinta um desejo intenso de comer, talvez não esteja ingerindo a quantidade suficiente dos alimentos que satisfazem e enchem o estômago. Coma um pouco

- mais de batata, macarrão ou arroz integrais para dar substância à sua alimentação.
- Caso só o chocolate o satisfaça, isso não é fome, é um desejo, portanto procure se distrair. Telefone para um amigo, escreva em seu diário ou leia um livro. Os desejos em geral duram dez minutos, portanto tente distrair a mente para se livrar deles.
- Escove os dentes cedo. Por alguma razão, quando sentimos os dentes limpos, temos menos probabilidade de querer comer; portanto, se o desejo de comer atacar, escove os dentes ou, caso isso não seja possível, chupe uma pastilha de hortelã.
- Coma legumes ou tome uma sopa antes do prato principal. Isso irá satisfazê-lo e impedi-lo de comer uma porção muito grande do prato principal.
- Desligue a televisão e o computador enquanto come, caso contrário, por estar distraído, você poderá limpar o prato antes de perceber que comeu uma refeição.
- Experimente sentar-se com a família para comer. A atenção na conversa e nos eventos do dia ajuda a comer menos, a relaxar e a saborear a refeição.

Como lidar com o estresse

Também é importante dar atenção ao impacto do estresse sobre sua dieta. O estômago e os intestinos são extremamente sensíveis às tensões. Quando estamos estressados, a digestão para, a fim de permitir que o corpo se focalize em preparar a reação de luta-ou-fuga. Isso significa que a comida só é parcialmente digerida, o que causa deficiência de nutrientes, a qual, como já sabemos, não vai ajudar a perda de peso. Caso o estresse seja prolongado, o corpo fica cronicamente incapaz de digerir os alimentos, o que causa aumento de peso, desejos, náuseas, variação de humor e baixa imunidade.

Como o estresse é um grande causador de desejos, que gera vontade de comer alimentos pouco saudáveis e o aumento de peso — principalmente em torno da cintura —, aprender a lidar com ele pode fazer você economizar centenas de calorias por dia. Isso pede alguma prática. Você pode tentar respirar profundamente ou visualizar por si mesmo um cenário tranquilo, ou pode acelerar o processo comprando um CD de relaxamento que ensine a descontrair a musculatura de forma progressiva.

Planeje-se antecipadamente

A alimentação pode ter um papel significativo na melhora do bem-estar emocional e físico. Pensando bem, todos nós tendemos a nos "automedicarmos" — apelar para uma barra de chocolate ou mais uma xícara de café quando estamos estressados, ou para uma taça de vinho quando queremos nos acalmar. Planejar antecipadamente o que vai comer pode ajudá-lo nesses momentos em que está mais vulnerável. Planeje seu esquema diário de alimentação e saiba o que vai comer nos lanches da manhã e da tarde. Sem planejamento, é muito mais provável que você coma alguma coisa prejudicial.

Por mais que se planeje, às vezes as situações mudam, portanto talvez você precise adaptar a rotina alimentar para fazer frente a situações de estresse, como prazos no trabalho, tráfego do horário de pico, TPM, jantares em família etc. Mantenha nos armários, na geladeira e no freezer um bom estoque de comidas saudáveis de emergência, tais como sopas, feijões e, naturalmente, muitas frutas, legumes e verduras frescos, além de nozes e sementes para mordiscar quando sentir fome.

Não saia da Dieta do suco de limão

Seguir a Dieta do suco de limão é a melhor maneira de ter uma alimentação à prova de estresse. Comer refeições e lanches saudáveis em intervalos curtos e abandonar a cafeína, o açúcar e o álcool ajudará você a estabilizar o nível de açúcar no sangue e ingerir os nutrientes necessários para manter-se calmo e estável nos momentos de crise. Será útil aumentar a ingestão de magnésio comendo mais verduras, nozes, sementes, grãos integrais, lentilhas e ervilhas. O magnésio está adquirindo uma reputação de mineral calmante porque é usado pelo corpo para produzir energia, equilibrar a taxa de açúcar no sangue e manter a pressão sanguínea saudável. O estresse pode prejudicar tudo isso. Outros nutrientes antiestresse são a vitamina B5, encontrada em ovos, peixe, lentilha, soja e grãos integrais e a vitamina C, encontrada em frutas silvestres, como morango, framboesa e amora, brócolis, repolho, pimentão, couve e frutas cítricas como o limão.

Reduza o consumo de cafeína

Também é uma boa ideia ter o cuidado de não tomar café antes das dez horas da manhã. O ideal é não tomar café, mas se isso lhe causar muito estresse, tome um ou dois por dia, porém jamais com estômago vazio. Tomar uma dose de cafeína quando o corpo está acordando se torna outra forma de estresse; pior ainda, seu corpo fica imune à cafeína e precisa de uma quantidade maior para obter algum efeito.

Coma aveia

Depois de tomar uma boa dose de vitamina C graças ao seu copo de suco de limão matinal, experimente comer aveia no desjejum, porque esse versátil grão integral é repleto de vitaminas do complexo B e de magnésio, e o leite ajuda o aminoácido triptofano a passar para o sistema nervoso, onde é usado para produzir a serotonina, o hormônio da felicidade. Outros alimentos que aumentam o nível de serotonina são a banana, o iogurte, o figo e as tâmaras.

Não exagere nos exercícios
Uma malhação intensiva aumenta o nível do cortisol, o hormônio do estresse; portanto, se você sofre de estresse prolongado, não piore as coisas. Diminua um pouco a intensidade do treinamento — experimente caminhar, nadar devagar ou praticar ioga, em vez de fazer uma maratona aeróbica.

Quando comer fora

Em nossos dias, todos nós saímos para comer, e embora isso implique ter menos controle sobre o que se come, ainda é possível fazer escolhas saudáveis. As culinárias chinesa, japonesa, tailandesa e malaia tendem a ser mais saudáveis, mas com isso não queremos dizer que você não possa comer comida italiana, francesa, mexicana, indiana ou qualquer outra. Só é preciso saber o que pedir. Eis algumas dicas úteis:

- ✦ Não chegue ao restaurante com muita fome; coma alguma coisa leve mais ou menos uma hora antes.
- ✦ Fuja da cesta de pães e limite-se a beber água ou comer algumas azeitonas enquanto espera seu prato.
- ✦ Tenha cuidado com o açúcar e as gorduras ocultos em molhos, temperos para salada e pastinhas — peça que esses complementos sejam servidos à parte, para que você possa controlar a quantidade adicionada à comida.
- ✦ Caso esteja com muita fome, ou se quiser comer menos, experimente substituir o prato principal por algumas entradas pequenas, ou uma entrada e uma salada.

- Quando possível, é melhor optar pela água como líquido, evitando o café e o álcool. Caso você goste de uma bebida com mais sabor, experimente água mineral gasosa com uma fatia de limão siciliano ou limão taiti.
- Sopas são entradas excelentes, pois têm poucas calorias, mas as sopas cremosas são mais calóricas e gordurosas.
- Procure alimentos grelhados, assados, escaldados ou cozidos no vapor. Esses métodos culinários usam menos gordura e óleo, tendo em geral muito menos calorias. O melhor é evitar frituras, mas nem sempre é fácil identificá-las. Como regra, fique longe de qualquer coisa descrita como "crocante"; na dúvida, pergunte. Nos restaurantes asiáticos, prefira o arroz integral e o macarrão cozidos no vapor em lugar das versões fritas.
- O peixe grelhado e os legumes são escolhas muito saudáveis. Você pode ir mais além e pedir que a comida seja grelhada sem manteiga e sem óleo.
- Alimentos que contenham grãos integrais, como o pão e o arroz integrais, também são alternativas saudáveis.
- Prefira uma batata assada ou legumes cozidos no vapor em vez de batatas fritas ou legumes fritos. Sempre peça pratos com legumes e verduras, seja uma salada ou um acompanhamento de feijão verde ou brócolis. Caso a quantidade de vegetais não seja suficiente, peça um reforço.
- Gosta de massa? Evite os molhos cremosos, que têm muita gordura e calorias. Em vez disso, opte por um molho à base de tomate, como o marinara, que também pode ser contabilizado na sua ingestão de legumes!
- Caso peça sobremesa, escolha alguma coisa com pouca gordura e com frutas, inclusive frutas vermelhas; ou pense em dividir a sobremesa com um amigo. A metade da porção equivale a metade das calorias.

- Quando começar a sentir-se satisfeito, pare de comer. Ouça o que seu corpo lhe diz. Não coma até sentir o estômago repleto. Sempre é possível levar as sobras para casa.
- Lembre-se de que não há problema em pedir de vez em quando seus pratos favoritos, mesmo que não os considere "tão saudáveis". Você não deve se privar continuamente dos alimentos que adora, mesmo quando come fora. Desde que coma com moderação e saiba quando parar, uma guloseima de vez em quando também pode ser parte de uma dieta e de um estilo de vida saudáveis!

Acima de tudo, lembre-se de que você é responsável pelo que entra em sua boca. Pergunte de que são feitos os pratos e pense no cardápio como uma pequena seleção do que está disponível. Por exemplo, se o peixe parece atraente, mas o molho cremoso não, peça o peixe sem molho e solicite outro método de cozimento. A regra de ouro em qualquer restaurante é escolher algo simples, sem um molho que contenha ingredientes desconhecidos. É impossível errar quando se pede peixe ou frango grelhado servido com legumes ou uma salada.

Perda inicial de peso

Nas primeiras semanas da Dieta do suco de limão, é provável que você perceba uma perda de peso em torno de três quilos e meio. Nas semanas seguintes, talvez algumas pessoas percebam que esse ritmo diminui, mesmo que estejam fazendo exercícios regulares e comendo de forma saudável.

Quando o emagrecimento atinge um patamar, em geral você está na verdade mais perto do que nunca de perder peso.

No entanto, ver o peso permanecer inalterado durante semanas depois de uma perda inicial é uma ocorrência comum e natural, causada pela necessidade instintiva do corpo de manter o equilíbrio. Uma vez que se habitue a uma nova rotina de alimentação e exercícios, o corpo gradualmente ajusta o metabolismo para preservar as reservas de gordura. Nesse ponto você irá perceber que seus esforços de alimentação e exercícios não estão produzindo o mesmo resultado de antes, e que o mostrador da balança continua teimosamente igual.

Caso você ainda tenha peso a perder, é importante continuar a comer de forma saudável quando o peso parar de diminuir. Tentar acelerar o emagrecimento por meio de uma restrição radical da ingestão de alimentos não é solução — o corpo reconhecerá a redução das calorias, passando a se apegar ainda mais às gorduras. Também não fique com raiva de si mesmo. Em vez disso, pense em tudo o que já conseguiu e em quanto peso já perdeu. Pense em como se sente muito melhor agora que come de forma saudável e como é muito mais fácil subir escadas ou correr atrás das crianças. Faça o registro mental de todas as melhoras que percebe para ajudar a manter a motivação.

Trata-se realmente da conclusão de uma etapa?

Caso você queira se pesar, lembre-se de que durante o dia seu peso flutua em função de muitos fatores como o consumo de alimentos e a retenção de líquidos. Embora não haja um momento melhor do dia para se pesar, os especialistas aconselham escolher o mesmo horário todas as semanas e usar a mesma balança. Confira seu peso no máximo uma ou duas vezes por semana — com uma frequência maior, as flutuações normais que observar poderão deixá-lo desanimado. Também seja consistente quanto ao que veste quando se pesa. Lembre-se também de que músculos pesam mais que gordura, de modo que os números na balança podem ser enganadores. Outros indicadores, como o percentual de gordura do corpo, as medidas lidas na fita métrica e a forma como as roupas caem no corpo também são aspectos que devem ser levados em conta.

Se você comeu de forma saudável e se exercitou regularmente, e o peso permaneceu estável durante vários meses, então é preciso pensar se isso é realmente um patamar ou se você atingiu seu peso natural ou o peso no qual seu corpo se sente confortável. Caso você esteja pesando quinze quilos a mais do que o peso ideal para sua altura e estrutura, isso pode ser uma etapa, mas se você estiver com apenas dois ou mesmo cinco quilos a mais, é possível que deva pensar em aceitar esse resultado. Será que vale a pena punir o corpo com uma dieta rigorosa para alcançar um peso que talvez não seja natural nem saudável para você?

Se você estiver fazendo exercícios de carga ou trabalho de musculação, o peso medido na balança pode ser enganador, porque os músculos pesam mais que a gordura. Talvez você não perca peso, mas o músculo que substitui a gordura possui uma aparência muito melhor.

Pode valer a pena fazer um check-up com um médico para ver se você tem qualquer problema de saúde que interfira com a perda de peso, como diabetes, síndrome do ovário policístico, problemas de tireoide ou desequilíbrio hormonal. Também é importante analisar onde se concentra a gordura. Caso esteja acumulada em torno da cintura, o risco para a saúde é maior. Gordura acumulada no abdome está associada com doença cardiovascular, diabetes e até mesmo câncer.

Se você realmente sente que alcançou um patamar e que precisa perder mais peso, há duas coisas que podem ser feitas para aumentar o ritmo de emagrecimento: modificar os hábitos alimentares e mudar o programa de exercícios para exigir mais esforço do corpo.

Comece pela dieta

Você está bebendo bastante líquido?
Como vimos nos princípios da Dieta do suco de limão, no Capítulo 4, beber muita água é essencial para perder peso, uma vez que a queima de gorduras aumenta a quantidade de toxinas no sistema e elas precisam ser removidas pelo fígado e pelos rins. Se não houver água suficiente para isso, o corpo queimará gorduras com menos eficiência, pois essa função natural não será ativada. Caso você esteja comendo adequadamente e fazendo exercícios regulares de forma intensiva, beber mais água pode ser exatamente o que precisa para voltar a perder peso. Você deve beber até dois litros por dia (ou mais, se o tempo estiver quente ou você estiver fazendo atividade física), além de reduzir o consumo de café, chá e outras bebidas que possam desidratá-lo. Beber mais de um copo de suco de limão por dia também vai ajudar.

Faça uma revisão no diário da dieta
Às vezes, quando começamos a perder peso, não somos tão diligentes na dieta quanto éramos no início. O tamanho das porções começa a aumentar. Os doces voltam a fazer parte da alimentação. Talvez você esteja comendo mais calorias do que pensa. Essas são outras razões pelas quais é preciso manter um diário da dieta e anotar tudo o que se come. Isso pode ajudá-lo a ver o que pode estar impedindo a perda de peso. Isso não significa que será preciso realizar uma restrição dietética drástica. Só mostra a necessidade de fazer algumas mudanças pequenas, como comer mais frutas, comer salada todos os dias e evitar alimentos muito calóricos.

Perdoe-se

Quando se trata de comer de forma saudável, muitas pessoas têm uma atitude do tipo "tudo ou nada". Elas sentem culpa ou raiva de si mesmas quando vacilam e então passam a comer mal em função desses sentimentos negativos. O primeiro passo é perdoar a si mesmo: o que você comeu antes não é o problema, o problema é como você reagiu a isso. Caso tenha vacilado recentemente, lembre-se de que ninguém é perfeito e amanhã é outro dia.

Peça ajuda

O apoio social de um parceiro, um grupo de dieta, um amigo ou uma página da Internet pode prestar uma ajuda essencial e um estímulo emocional. As estatísticas mostram que quem conta com um sistema de apoio tende a perder peso e não recuperá-lo, já que pode conversar com outras pessoas sobre os altos e baixos da dieta.

Desacelere

Muitas pessoas têm metas pouco realistas para a perda de peso. Quando começamos a comer de forma saudável e combinamos isso com exercícios regulares, perdemos muito peso — porém a maior parte dele é água. Depois dessa redução inicial, as pessoas tendem a perder em média meio quilo por semana, o que ainda é considerado um bom progresso (mesmo alguns quilos por mês é um bom resultado). Na verdade, a melhor maneira de emagrecer é devagar e sempre, porque estudos mostram que quem perde peso de forma lenta e gradual, à taxa de meio quilo a um quilo por semana, costuma ter mais sucesso em reduzir e não recuperar o peso.

Veja mais que a dieta

Há outros fatores que prejudicam seus esforços para perder peso? Por exemplo, o estresse pode estar suscitando sentimentos e necessidades internas que sabotam seu plano de alimentação. Volte ao diário da dieta e anote os pensamentos e sentimentos que fazem você desejar comer, ou use sua rede de apoio para falar sobre a conexão emocional entre comida e estado de espírito.

Fique preparado

Nunca pule o café da manhã e não comece o dia sentindo fome; assegure-se de que o meio ambiente complementa sua dieta. Isso pode implicar levar lanches saudáveis para o trabalho ou encher a geladeira com alimentos nutritivos de modo a não ser tentado a comer coisas que possam sabotar sua dieta.

Coma pouco e com frequência

Não se esqueça da importância para a perda de peso de comer com frequência refeições pequenas. A abordagem de "pouco e sempre" pode ajudar a regular a taxa de açúcar no sangue e o apetite. Além disso, como o corpo consome energia para digerir os alimentos, comer diversas minirrefeições por dia pode ajudar a acelerar o metabolismo.

Reveja sua rotina de exercícios

Agora que sabe que tipo de mudança precisa fazer na dieta para voltar a perder peso, você pode se concentrar em fazer modificações sutis em sua rotina de exercícios para conseguir os resultados desejados.

Pense em variar os exercícios

Você está preso a uma rotina de atividade física? Corre o mesmo número de quilômetros por semana? Nada a mesma quantidade de raias? Quando se habituam a uma rotina de exercícios, os músculos começam a se adaptar e o corpo passa a queimar menos calorias naquela atividade. Para manter elevada a queima de calorias, misture os exercícios. Combine caminhar com pedalar, correr com nadar ou subir escadas com praticar aeróbica e assim por diante.

Aumente a intensidade

Caso você esteja fazendo exercícios aeróbicos, pode ser o momento de aumentar a duração ou a intensidade da atividade física. Os estudos mostraram que se exercitar durante 45 minutos, cinco vezes por semana, é eficaz para perder peso, mas se você não tiver tempo para isso, intensifique a atividade física, tornando os movimentos mais precisos e evitando descansar entre os movimentos. Não há necessidade de aumentar a duração da atividade física — basta aumentar o esforço.

Esse aumento pode ser obtido se você acelerar o ritmo durante de um a três minutos, e em seguida voltar ao ritmo normal de três a cinco minutos. Repita esse ciclo durante todo o exercício, pois ele o ajudará a queimar mais calorias.

Comece o dia pela atividade física

Se for possível, tente começar o dia com os exercícios, já que isso acelerará o metabolismo e o ajudará a queimar as reservas de gordura durante todo o dia. Caso não esteja habituado a fazer exercícios pela manhã, tenha o cuidado de fazer um lanche leve, comendo um pedaço de fruta ou um biscoito antes de começar; você pode tomar o café da manhã depois da atividade física.

Ganhe força

Você está fazendo a quantidade suficiente de exercícios de força? Para funcionar, os músculos precisam de mais energia do que gordura, portanto, se você aumentar a massa muscular, aumentará a velocidade da queima de calorias e, consequentemente, a queima da gordura. Em geral, as mulheres perdem peso cortando calorias e fazendo apenas exercícios aeróbicos como a caminhada, mas isso significa que elas perdem músculos juntamente com a gordura. Para manter o peso, uma mulher precisa deixar de comer 70 calorias para cada quilo de peso perdido. O segredo é maximizar a perda de gordura, mantendo o tônus muscular. Continue a fazer a atividade aeróbica, mas comece a fazer musculação ou exercícios de tonificação muscular para ter um corpo mais magro e firme. Lembre-se de que quando se trabalha com pesos, é preciso repassar um dia entre as sessões.

Você é bastante ativo?
Pense no grau de atividade que mantém na vida diária. Nesta era moderna de compras pela Internet, telefones, correio eletrônico, automóveis, elevadores e televisão, somos muito menos ativos do que eram nossos pais havia cinquenta anos. Tente se manter tão ativa quanto for possível durante o dia.

Dê um tempo
Quando nos exercitamos, submetemos o sistema a estresse; se não deixar o corpo se recuperar adequadamente entre as sessões de atividade física, você na verdade poderá perder tecido muscular. Isso, por sua vez, fará o metabolismo ficar mais lento. Deixar os músculos se recuperarem e, além disso, seguir uma dieta apropriada é o que faz você ficar mais firme e definido. Além disso, se deixar o corpo se recuperar adequadamente, você será capaz de trabalhar no limite da sua capacidade na próxima sessão de exercícios, queimando mais gorduras. Portanto, se está se exercitando mais do que cinco dias por semana ou mais do que duas horas por dia, talvez seja a hora de reduzir.

◆

Uma vez tendo feito o ajuste fino de sua dieta e de seu programa de exercícios, você deverá perceber uma diferença em sua aparência na semana seguinte. Acima de tudo, tenha paciência consigo mesmo. Caso mantenha uma alimentação saudável, faça exercícios regulares e aprecie a vida; com o tempo, seu corpo se estabilizará no peso perfeito para você.

Pense positivo

Lembre-se de que uma grande parte de ter boa aparência e se sentir bem depende da maneira como você se vê: a perda de peso começa na cabeça. Para emagrecer, é preciso mudar sua atitude e seus pensamentos sobre comida e sobre si mesmo. Você precisa começar a ver os alimentos não como inimigos, mas como uma maravilhosa fonte de nutrientes que podem lhe dar energia e ajudá-lo a perder peso. Você precisa começar a se ver como alguém que controla a própria vida, não como quem deixa que as coisas lhe aconteçam.

A motivação para perder peso precisa vir de dentro. A atitude é tudo. O próprio fato de ter lido este livro até aqui mostra que você está muito motivado a perder peso; agora só precisa abandonar as crenças negativas. Mudar as convicções negativas é vital para o sucesso da Dieta do suco de limão. Caso você se considere gordo ou sem força de vontade, viciado em comida de baixa qualidade, ou que jamais irá perder peso, você provavelmente está certo; mas, se quiser, você pode mudar sua maneira de pensar, e quando isso acontece, o corpo acompanha.

Embora haja tropeços no caminho, se mantivermos uma atitude positiva e a mente clara, mudamos as probabilidades a nosso favor. Por exemplo, em vez de pensar sobre o peso que precisa perder, pense sobre seu desejo de se sentir mais magra, mais em forma e mais saudável. Em vez de desistir quando cair em tentação, reaja ou simplesmente volte a seu programa de alimentação saudável.

Ter uma imagem positiva de si mesmo e de sua capacidade para lidar com os tropeços é o primeiro passo na estrada para ficar mais magra, mas não é suficiente. Ter uma expectativa positiva é o segundo passo e agir é o terceiro. Não basta esperar ter sucesso; é preciso assumir a responsabilidade por toda a vida, acreditar que pode conseguir e fazer mudanças positivas. Em outras palavras, você precisa dirigir seus pensamentos e suas ações para alcançar a meta de perda de peso.

Pensar não basta; fazer é o que conta. Nesse momento, você para de pensar sobre a Dieta do suco de limão e começa a fazê-la! É aqui que você para de desejar perder peso e começa a perdê-lo!

Catorze dicas de ouro

1. Comece o dia com um copo de suco fresco de limão.
2. Sempre tome o café da manhã.
3. Mantenha o equilíbrio da taxa de açúcar no sangue com três refeições por dia, baseadas em alimentos integrais e não industrializados, intercaladas com dois lanches saudáveis, como frutas frescas e ozes.
4. Coma alimentos frescos e integrais, de preferência orgânicos.
5. Coma muitos legumes, verduras e frutas.
6. Em todas as refeições, coma alguma proteína de boa qualidade.
7. Coma gorduras essenciais.
8. Beba muita água.
9. Reduza a ingestão de cafeína, álcool e gorduras saturadas.
10. Leia os rótulos dos alimentos e evite comidas ricas em aditivos e conservantes.
11. Mastigue bem os alimentos e faça as refeições com calma.
12. Evite o açúcar, a carne, os laticínios e o sal.
13. Use suco de limão no preparo de pratos e regue suas refeições com ele.
14. Movimente-se durante pelo menos 30 minutos por dia.

CAPÍTULO NOVE

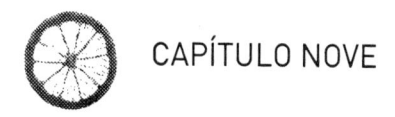

A cura pelo limão

Há séculos o limão é usado para tratar diversos problemas de saúde. Por exemplo, muitos dos antigos egípcios acreditavam que comer limão ou beber o suco do limão é uma proteção eficaz contra inúmeros venenos, e pesquisa recente confirmou essa crença.

Foi demonstrado que além de melhorar a digestão e ajudar a diminuir o peso, o limão possui propriedades antibacterianas, antivirais e promotoras da imunidade. Um sistema imunológico forte é essencial para uma boa saúde geral, e o limão pode ajudar a estimular esse sistema do corpo e reduzir o risco de doenças do modo mais natural possível. Isso ocorre porque essa fruta contém muitas substâncias que promovem a imunidade e combatem as infecções, principalmente ácido cítrico, cálcio, magnésio, vitamina C, bioflavonoides, pectina e limoneno. Portanto, quando sentir que seu sistema imunológico precisa ser fortalecido, experimente tomar alguns copos de suco de limão diluído em água ou comer um limão ao natural.

O limão e as plantas com aroma de limão (ver o quadro a seguir) podem ser usados interna e externamente com inúmeros objetivos. Neste capítulo, você verá sugestões de uso do limão para tratar diversos problemas de saúde. Quer você a utilize na forma de suco, quer como chá ou em bebidas, molhos, emplastros ou no banho, aproveite o poder natural de cura dessa fruta.

Plantas com aroma de limão

Capim-limão: planta do sudeste da Ásia da família do alcaçuz. Quando mastigada, seu sabor lembra o do limão. Essa planta contém óleos essenciais medicinais. Os chás preparados com capim-limão são usados para tratar problemas digestivos. Usados externamente, esses óleos podem aliviar a dor muscular. O poder de cura do capim-limão com frequência foi utilizado em associação com o próprio limão. Para preparar uma infusão, precisamos de 2 colheres de chá de capim-limão seco, 250 ml de água quente, 1 colher de sopa de suco de limão recém-espremido e xarope de bordo a gosto. Despeje a água quente sobre o capim-limão e deixe macerar durante dez minutos. Coe e acrescente o suco de limão e o xarope de bordo.

Pelargônio: essa perfumada espécie de gerânio é usada para dar aroma de limão a doces e tortas. Acredita-se que na forma de *potpourri* e na decoração de interiores ela neutralize o cheiro da fumaça de cigarro. Entre os diversos tipos de gerânios, a "rainha do limão" tem o mais intenso odor desta fruta cítrica.

Erva-cidreira: contém óleo de melissa e, tal como o capim-limão, não possui nenhuma relação com a limoeiro. O chá de erva-cidreira é um tônico comprovado para insônia e ansiedade. Quando associada com as substâncias do limão, estimulantes comprovados da imunidade, essa planta também acalma e cura resfriados, gripes, dores de cabeça e inflamações respiratórias.

Acne

O limão contém ácido cítrico, que pode ser eficaz para tratar acne e secar espinhas. A vitamina C encontrada na fruta cítrica é vital para uma pele saudável, nutrida, enquanto a natureza alcalina dessa fruta mata alguns tipos de bactéria conhecidos por causar acne. Além de beber o suco do limão com água no início da manhã, eis algumas sugestões para tratamentos caseiros da acne:

◆ Aplique suco fresco de limão sobre a região acnosa e deixe durante toda a noite. Na manhã seguinte, lave o rosto com água. Você pode espremer um pouco de suco de limão nos dedos ou em um chumaço de algodão e aplicá-lo diretamente sobre a pele. No início pode haver uma sensação desagradável de queimadura, mas isso logo desaparecerá.

◆ Misture uma parte de suco de limão recém-espremido com uma parte igual de água de rosas ou de mel. Aplique a mistura sobre a área afetada e deixe agir durante pelo menos meia hora. Em seguida, enxágue com água. Essa aplicação deve ser repetida duas vezes ao dia, de preferência pela manhã e à noite.

Esses tratamentos são naturais e seguros, mas se a acne for grave ou se houver lesões abertas, é melhor consultar primeiro o seu médico.

Aftas

As comprovadas propriedades antibacterianas e antivirais do limão podem acelerar o processo de cura das aftas. Esprema em um copo o suco de um limão e misture água morna; lave a boca com essa solução três vezes ao dia. É possível sentir ardor quando o suco de limão entrar em contato com a afta; no entanto, quanto maior for a frequência do uso, menos ardor você irá sentir. Lembre-se, não escove os dentes depois de bochechar com suco de limão; espere pelo menos meia hora.

Ansiedade

Pesquisas mostraram que a erva-cidreira possui um efeito calmante, podendo portanto ser útil em caso de fadiga, exaustão, tontura, ansiedade, nervosismo e tensão nervosa. Ela tem a capacidade de restaurar a mente, criando uma perspectiva positiva e removendo as emoções negativas. Acredita-se também que inalar óleo de limão ajuda a aumentar a concentração e a vivacidade, portanto pode ser eficaz como aromatizador ambiental em escritórios, para aumentar a eficiência. Caso estiver se sentindo tenso, pingue em um lenço algumas gotas de erva-cidreira para inalar.

Calafrios e febre

Eis um método que pode reduzir esses sintomas: adicione o suco de um limão a uma xícara de água quente com mel e beba imediatamente; repita o processo de duas em duas horas, até que a febre ou o calafrio desapareça.

Calos

Emplastros de limão aplicados durante a noite são um bom remédio caseiro para calos e calosidades. Coloque uma fatia de limão de mais ou menos 5 milímetros de espessura sobre o calo e prenda com uma bandagem. Aplicar sobre a área afetada um óleo essencial de limão também ajuda a acelerar o processo de cura. Tenha o cuidado de usar o óleo puro somente sobre a área do calo, empregando um chumaço de algodão ou um cotonete.

Celulite
O óleo essencial de limão possui propriedades fortalecedoras dos tecidos que podem ajudar a restaurar o tecido conectivo enfraquecido que favorece a celulite. Simplesmente misture algumas gotas de óleo essencial de limão com uma colher de sopa de óleo de jojoba. Massageie as áreas afetadas pela celulite com essa mistura, pela manhã e à noite.

Colesterol alto
O poder da pectina do limão, juntamente com os outros nutrientes que aceleram o metabolismo e melhoram a circulação, pode ajudar a baixar o colesterol.

Diarreia
O suco de limão já provou ser um desinfetante contra a bactéria do cólera e é um excelente tratamento para diarreia. Caso tenha uma crise de diarreia, beba o suco de um limão em um copo grande de água, três vezes ao dia. Como medida preventiva, tome uma ou duas colheres de sopa de suco de limão antes de cada refeição.

Eczema
Caso você tenha uma infecção cutânea, poderá obter alívio com uma compressa de limão. Adicione oito gotas de óleo essencial de limão e uma colher de sopa de mel líquido a 250 ml

de água morna (o mel também possui efeito anti-inflamatório e fortalece o poder curativo do limão). Embeba um pedaço de pano nesse líquido, remova o excesso e aplique delicadamente o tecido sobre a região afetada durante quinze minutos, duas ou três vezes ao dia. Além de reduzir a infecção, a compressa também combate a vontade premente de coçar a região.

Suco de limão puro também pode ajudar a curar infecções cutâneas mais triviais. Coloque algumas gotas diretamente sobre a área afetada e espalhe delicadamente. É possível que ocorra uma sensação de ardor nos primeiros minutos.

Edema

O suco de limão diluído em água e bebido diariamente em jejum, no início da manhã, pode ajudar a eliminar a retenção de líquidos.

Fadiga

Os andarilhos de longas distâncias, assim como os viajantes habituais e os exploradores, consideram o limão uma bênção. Quando a fadiga começa a se instalar, eles chupam limão por meio de um buraco na parte de cima da fruta. Ela provê um lanche rápido, da mesma forma como uma pequena quantidade de suco de limão é mais eficaz para matar a sede do que um volume de água muitas vezes maior. Os exploradores usam o limão como proteção contra muitas infecções tropicais. Viajantes experientes adicionam suco de limão à água de beber porque ele age como antisséptico e evita doenças.

O óleo de limão também parece ser capaz de estimular a atividade cerebral, portanto, quando sentir cansaço sem razão ou tiver dificuldade para se focalizar ou concentrar, pingue quatro gotas de óleo de limão em uma lâmpada de aromaterapia cheia de água. Como alternativa, beba um copo de água de limão em intervalos de poucas horas.

Gota

Já se provou que o suco de limão ajuda a evitar os ataques de gota, porque contribui para estimular a formação de carbonato de cálcio no corpo. Essa substância neutraliza os ácidos, principalmente o ácido úrico que provoca a gota. Depois de cada uma das principais refeições, beba o suco de um limão recém-espremido em um copo de água morna.

Halitose (mau hálito)

O limão pode ajudar a deixar o hálito fresco depois de se comer certos temperos, tomar bebidas alcoólicas, fumar ou quando a salivação for insuficiente. Para manter o hálito fresco, lave a boca diversas vezes por dia com o suco fresco de um limão diluído em um copo de água morna. Mastigar uma fatia de limão depois de cada refeição também pode ajudar. Espere pelo menos meia hora para escovar os dentes depois de mastigar limão ou bochechar o suco da fruta.

Herpes

As propriedades antivirais do limão podem ajudar a cicatrizar o herpes labial. Coloque uma gota de óleo essencial de limão, puro, na ponta de um cotonete e aplique-o sobre as lesões. Não esfregue a região porque, se as bolhas forem rompidas, a infecção irá se espalhar. Ao mesmo tempo, fortaleça o sistema imune, bebendo dois ou três copos de suco de limão diluído por dia.

Higiene íntima

É seguro lavar a região vaginal com suco de limão diluído. Embora seja um antisséptico poderoso, ele é isento das drogas irritantes comumente encontradas em duchas e diafragmas. Suas comprovadas propriedades antibacterianas sugerem uma provável capacidade de aumentar a imunidade do organismo e evitar infecções.

Insônia

Diversos estudos descobriram que a erva-cidreira, associada com outras ervas calmantes (como a valeriana, o lúpulo e a camomila) ajuda a reduzir a ansiedade e a promover o sono. Em um estudo recente, 18 voluntários saudáveis receberam durante sete dias uma dose única de um extrato padronizado de erva-cidreira (300 ml ou 600 ml) ou um placebo. A dose de 600 ml de erva-cidreira mostrou-se capaz de melhorar o humor e aumentar muito a calma e a vivacidade.

A erva-cidreira pode ser encontrada em forma de folhas secas vendidas por peso. Ela também é comercializada em forma de chá, cápsulas, extrato, tintura ou óleo. Para problemas do sono (ou para reduzir o mal-estar do estômago, a flatulência ou o edema), escolha uma das seguintes opções:

Chá: prepare uma infusão com ¼ a uma colher de chá de erva-cidreira em água quente. Beba até quatro vezes ao dia.

Tintura: tome de quarenta a noventa gotas, três vezes ao dia.

Cápsulas: Tome de 300 a 500 ml de erva-cidreira desidratada, três vezes ao dia ou de acordo com a necessidade.

Mal-estar no estômago
Depois de cada refeição, beba o suco recém-extraído de um limão diluído em um copo de água morna. O suco de limão estimula a produção dos ácidos do estômago e a atividade da musculatura estomacal.

Periodontite
Para prevenir ou tratar as inflamações nas gengivas, esprema o suco de um limão em um copo de água morna. Bocheche durante um minuto; o suco de limão ajuda a matar as bactérias e o ácido contribui para dissolver a placa bacteriana. Espere pelo menos meia hora antes de escovar os dentes.

Picadas de insetos
Caso o ferrão do inseto ainda esteja na pele, remova-o com uma pinça. Massageie a pele em torno da picada com uma ou duas gotas de óleo essencial de limão misturado com uma colher de chá de mel.

Para repelir insetos, misture vinte gotas de óleo essencial de limão com 250 ml de água e vaporize o ar. O perfume também é ótimo. Outra solução caseira é deixar no quarto um chumaço de algodão embebido em óleo essencial de limão. Se você estiver sentado ao ar livre, no final da tarde, aplique uma colônia com cheiro de limão nas áreas de pele descobertas. Misture dez gotas de óleo essencial de limão com 60 ml de óleo de girassol e aplique na pele.

Pressão alta
Foi demonstrado que o alho e a cebola são eficazes na luta contra a pressão alta, e ambos combinam bem com o poder

curativo do limão. Misture três dentes de alho esmagados e uma cebola picada com um litro de leite frio desnatado ou de leite de soja. Deixe ferver em fogo brando durante cinco minutos. Coe e deixe esfriar. Adicione o suco de três limões espremidos na hora. Beba ao longo do dia.

Resfriados

Durante um resfriado, o poder de cura dos limões trabalha internamente, fornecendo vitamina C, muito necessária para a defesa da células. Ao mesmo tempo, as propriedades antivirais atuam sobre os vírus nas membranas mucosas do nariz e da garganta.

À primeira suspeita de resfriado — coriza ou irritação da garganta — você deve tentar dar ao seu corpo o máximo possível de vitamina C, que fortalece o sistema imunológico, para eliminar os vírus antes que eles tenham a chance de se instalar. A cada duas horas, esprema o suco de um limão em um copo de água morna e beba-o.

Caso sua garganta esteja irritada, dilua o suco de um limão e uma colher de chá de sal em 250 ml de água morna. Gargareje três vezes ao dia, durante um minuto, para diminuir a sensação de ardor. Em caso de amigdalite, gargareje a cada duas horas, durante pelo menos trinta segundos, o suco recém-espremido de um limão. Incline a cabeça para trás, para permitir que as propriedades antibacterianas e antivirais do suco fluam para o fundo da garganta. Quando terminar de gargarejar, você pode engolir o suco, beneficiando-se de uma dose de vitamina C fortalecedora do sistema imunológico.

Reumatismo

Embora tenha sabor ácido, o suco de limão causa um poderoso efeito alcalinizante no corpo. Portanto, é um agente natural contra o excesso de acidez que é parcialmente responsável pelo reumatismo. Beba o suco fresco de um limão em um copo de água morna, três vezes ao dia. Caso sinta dores agudas, aumente a dose, tomando o suco de dois limões, três vezes ao dia.

O óleo essencial de limão tem a qualidade de aliviar a dor, portanto, para inibir a inflamação e diminuir as dores, você pode massagear diariamente a área afetada com várias gotas de óleo essencial de limão, misturadas a uma colher de sopa de óleo de jojoba.

Sangramento do nariz

Molhe um chumaço de algodão com um pouco de suco fresco de limão e aplique-o delicadamente no interior do nariz. O limão possui propriedades adstringentes; assim que entram em contato com o suco, os vasos sanguíneos rompidos se contraem e o ferimento começa a sarar.

Varizes e microvarizes

O óleo essencial de limão tem propriedades fortalecedoras dos vasos sanguíneos, podendo ajudar a combater a formação de varizes e microvarizes.

- ◆ Em caso de microvarizes, misture numa pequena tigela duas ou três gotas de óleo de limão com 40 ml de óleo de jojoba, abacate ou amêndoas. Massageie diariamente a região afetada.
- ◆ Para veias varicosas, misture seis gotas de óleo de limão com 60 ml de óleo de germe de trigo e acrescente duas gotas de óleo de cipreste e duas gotas de óleo de junípero. Use essa mistura diariamente, massageando

delicadamente as pernas de baixo para cima, em direção ao coração.

- Para tomar um banho rejuvenescedor das veias e capilares, adicione oito gotas de óleo de limão à água quente da banheira. Além disso, acrescente quatro gotas de óleo de cipreste misturado com uma colher de sopa de mel líquido. Relaxe no banho durante 15 minutos e enxugue a pele sem esfregá-la.

Consulte especialistas

Caso você ache que precisa de mais ajuda para perder peso ou simplesmente deseja saber mais sobre alimentação saudável, é recomendável convocar uma ajuda adicional. Um dietista ou nutricionista pode ser uma excelente fonte de orientação e conselhos. Esses profissionais podem ajudá-lo a entender por que não está perdendo peso e apoiá-lo no processo de alimentar-se de forma saudável e emagrecer. Você pode pedir a seu médico que indique um especialista em nutrição.

Referências

Dietas não funcionam
Mann, T. e outros. "Medicare's Search for Effective Obesity Treatments: Diets Are Not the Answer". *Am. Psychol.*, Abr 2007; 62(3):220-33. Disponível on-line no endereço http://www.senseaboutscience.org.uk/index.php/site/project/47

O valor de uma boa digestão para a saúde e a redução de peso
Blaut, T. e outros. "Metabolic diversity of the intestinal microbiota: implications for health and disease", *J. Nutr.*, Mar 2007; 137(3 Suppl. 2):751S-5S

Had, B. e outros. "Intestinal gas production from bacterial fermentation of undigested carbohydrate in irritable bowed syndrome'", *Am. J. Gastroenterol.*, abril de 1989; 84(4):375-8

Spiller, R. e outros. "Guidelines for the management of Irritable Bowel Syndrome', *Gut*, 8 de maio de 2007

A pimenta-de-caiena e o metabolismo

Ahuja, D. e outros. "Effects of chili consumption on postprandial glucose, insulin, and energy metabolism", *Am. J. Clin. Nutr.*, Jul 2006; 84(1):63-9

A importância da desentoxicação nutricional

Crinnion, W. "Environmental Medicine, Part 1: The Human Burden of Environmental Toxins and Their Common Health Effects", *Alt. Med. Rev.*, 2000, 5(1), 52-63

Kidd, P.M. "Glutathione: Systemic Protectant Against Oxidative and Free Radical Damage", *Alt. Med. Rev.*, 1997, 2(3):155-176

Parke, D. e outros. "Nutritional requirements for detoxication of environmental chemicals", *Food Addit. Contam.*, Mai-Jun 1991; 8(3):381-96

Pool, B. e outros. "Modulation of xenobiotic metabolising enzymes by anticarcinogens — focus on glutathione S-transferases and their role as targets of dietary chemoprevention in colorectal carcinogenesis", *Mutation Research*. 11 de Dezembro de 2005; 591(1-2):74-92. Publicação eletrônica em 3 de agosto de 2005

O limão como coadjuvante da digestão

(Sem relação de autores) "Lemonade blocks kidney stone formation", *Health News*. Agosto de 2006; 12(8):10-11

Baghurst, Dr Katrine. *The Health Benefits of Citrus Fruits* (2003). Consumer Science Program. CSIRO Health Sciences & Nutrition; www.austcitrus.org.au

Bub, S. e outros. "Efficacy of an herbal dietary supplement (Smooth Move) in the management of constipation in nursing home residents: A randomized, double-blind, placebo-controlled study", *J. Am. Med. Dir. Assoc.*, novembro de 2006; 7(9):556-61. Publicação eletrônica em 26 de setembro de 2006

Cherng, S.C. e outros. "Acceleration of hepatobiliary excretion by lemon juice on 99mTc-tetrofosmin cardiac SPECT", *Nucl. Med. Commun.*, novembro de 2006; 27(11):859-64

de Castillo, M.C. e outros. "Bactericidal activity of lemon juice and lemon derivatives against Vibrio cholerae", *Pharm. Bull.*, outubro de 2000; 23(10):1.235-8

Deyhim, F. e outros. "Citrus juice modulates antioxidant enzymes and lipid profiles in orchidectomized rats", *J. Med. Food.*, Outono de 2006; 9(3):422-6

Grassmann, J. e outros. "Antioxidative effects of lemon oil and its components on copper induced oxidation of low density lipoprotein", *Arzneimittelforschung*, outubro de 2001; 51(10):799-805

Kang, D.E. e outros. "Long-term lemonade based dietary manipulation in patients with hypocitraturic nephrolithiasis", *J. Urol.*, abril de 2007; 177(4):1358-62

Olivares, M. e outros. "Iron absorption from wheat flour: effects of lemonade and chamomile infusion", *Nutrition*, abril de 2007; 23(4):296-300. Publicação eletrônica em 13 de março de 2007

Ostman, E. "Vinegar supplementation lowers glucose and insulin responses and increases satiety after a bread meal in healthy subjects", *Eur. J. Clin. Nutr.*, setembro de 2005; 59(9):983-8

O limão como tônico para o fígado

Rapavi, E. e outros. "The effect of citrus flavonoids on the redox state of alimentary-induced fatty liver in rats", *Nat. Prod. Res.*, março de 2007; 21(3):274-81

Tirkey, N. e outros. "Hesperidin, a citrus bioflavonoid, decreases the oxidative stress produced by carbon tetrachloride in rat liver and kidney", *BMC Pharmacol.*, 31 de janeiro de 2005; 5(1):2

Limão e estresse

(Sem relação de autores) "Lemon oil vapour causes an anti-stress effect via modulating the 5-HT and DA activities in mice". PubMed.gov., 15 de junho de 2006

Cerny, A. e outros. "Tolerabitily and efficacy of valerian/lemon balm in healthy volunteers (a double-blind, placebo-controlled, multicentre study)", *Fitoterapia*, 1999; 70:221-228

de Sousa, A.C. e outros. "Melissa officinalis L. essential oil: antitumoral and antioxidant activities", *J. Pharm. Pharmacol.*, 2004; 56(5):677-81

Limoneno

Chow, S. e outros. "Pharmacokinetics of Perillic Acid in Humans after a Single Dose Administration of a Citrus Preparation Rich in d-limonene Content", *Cancer Epidemiology, Biomarkers & Prevention*, 2002; 11:1.472-1476

Elson, C.E. e outros. "Anti-carcinogenic activity of d-limonene during the initiation and promotion/progression stages of DMBA-induced rat mammary carcinogenesis", *Carcinogenesis*, 1998; 9:331-332

Lu, X.G. e outros. "Inhibition of growth and metastasis of human gastric cancer implanted in nude mice by d-limonene", *World J. Gastroenterol.*, 15 de julho de 2004; 10(14):2.140-4

Maltzman, T.H. "The prevention of nitosomethylurea-induced mammary tumors by d-limonene and orange oil", *Carcinogenesis*, 1989; 10:781-783

Wattenberg, L.W. e outros. "Inhibition of 4-(methylnitrosoamino)-l-(3-pyridyl)-1-butanone carcinogenesis in mice by d-limonene and citrus fruit oils", *Carcinogenesis*, 1991; 12:115-117

Yano, H. e outros. "Attenuation of d-limonene of sodium chloride-enhanced gastric carcinogenesis induced by N-methyl-N-nitro-N-nitrosoguanidine in Wistar rats", *International Journal of Cancer*, 1999; 8:665-668

Disfunção hepática e obesidade

Brunt, E. e outros. "Pathology of fatty liver disease", *Mod. Pathol.*, Fevereiro de 2007; 20 Suppl 1:S40-8

Pectina e fome

Delargy, J. e outros. "Effects of amount and type of dietary fibre (soluble and insoluble) on short-term control of appetite", *Int. J. Food Sci. Nutr.*, janeiro de 1997; 48(1):67-77

Equilíbrio do pH

Rapavi, E. e outros. "Effects of citrus flavonoids on redox homeostasis of toxin-injured liver in rat", *Acta. Biol. Hung.*, dezembro de 2006; 57(4):415-22

Quercetina e insulina

Kanter, M. e outros. "The effects of quercetin on bone minerals, biomechanical behavior, and structure in streptozotocin-induced diabetic rats", *Cell. Biochem. Funct.*, 31 de janeiro de 2007

Vitamina C e emagrecimento

Johnston, C. e outros. "Strategies for healthy weight loss: from vitamin C to the glycemic response", *J. Am. Coll. Nutr.*, junho de 2005; 24(3):158-65

Cálcio e emagrecimento

Kabmova, K. e outros. "Calcium intake and the outcome of short-term weight management", *Physiol. Res.*, 30 de maio de 2007

Limão: propriedades curativas e de aumento da imunidade

(Sem relação de autores) "Antibacterial activity of citrus fruit juices against Vibrio species", J. Nutr. Sci. Vitaminol., (Tóquio), abril de 2006; 52(2):157-60

Baghurst, Dr. Katrine. Op. cit.

Berhow, M.A. e outros. "Acylated flavonoids in callus cultures of Citrus aurantifolia", *Phytochemistry*, julho de 1994; 36(5):1225-7

de Castillo, M. e outros. Op. cit.

Gharagozloo, M. e outros. "Immunomodulatory effect of concentrated lime juice extract on activated human mononuclear cells". J. Ethnopharmacol., setembro de 2001; 77(1):85-90

Grassmann, J. e outros. "Antioxidative effects of lemon oil and its components on copper induced oxidation of low density lipoprotein", *Arzneimittelforschung*, outubro de 2001; 51(10):799-805

Joshipura, K.J. e outros. "The effect of fruit and vegetable intake on risk of coronary heart disease". *Annals Int. Med.*, 2001

Jung, U. e outros. "Effect of citrus flavonoids on lipid metabolism and glucose-regulating enzyme mRNA levels in type-2 diabetic mice", *Int. J. Biochem. Cell Biol.*, 2006; 38(7):1134-45. Publicação eletrônica em 6 de janeiro de 2006

Kawaii, S. e outros. "Antiproliferative effects of the readily extractable fractions prepared from various citrus juices on several cancer cell lines", *J. Agric. Food Chem.*, julho de 1999; 47(7):2.509-12

Khaw, K. e outros. "Relation between plasma ascorbic acid and mortality in men and women in EPIC-Norfolk prospective study: a prospective population study", European Prospective Investigation into Cancer and Nutrition, *Lancet*, 3 de março 2001; 357(9257):657-63

Kurt, S. e outros. "Plasma vitamin C modifies the association between hypertension and risk of stroke", *Stroke*, junho de 2002; 33(6):1.568-73

Lu, X.G. e outros. Obra citada.

Misra, N. e outros. "Fungitoxic properties of the essential oil of Citrus limon (L.) Burm. against a few dermatophytes", *Mycoses*, julho de 1988; 31(7):380-2

Miyake, Y. e outros. "Identification of coumarins from lemon fruit (Citrus limon) as inhibitors of in vitro tumor promotion and superoxide and nitric oxide generation", *J. Agric. Food Chem.*, agosto de 1999; 47(8):3.151-7

Ogata, S. e outros. "Apoptosis induced by the flavonoid from lemon fruit (Citrus limon BURM. f.) and its metabolites in HL-60 Cells", *Biosci. Biotechnol. Biochem.*, maio de 2000; 64(5):1.075-8

Rodrigues, A. e outros. "Protection from cholera by adding lemon juice to food - results from community and laboratory studies in Guinea-Bissau, West Africa", *Trop. Med. Int. Health*, junho de 2000; 5(6):418-22

Wood, M. "Citrus Compound, Ready to Help Your Body!", *Agricultural Research*, fevereiro de 2005

Índice

ácido cítrico
   efeitos benéficos, 25-26
   no suco de limão, 25
ácido linolênico, 80
ácidos graxos essenciais, 44, 80
acne, 179
   e função hepática, 24
açúcar
   como comprar, 45
   redução do consumo, 73-77
aditivos nos alimentos, 46
adoçantes artificiais, 76
aftas (feridas na boca), 179-80
alergia ou intolerância a laticínios, 43
alimentos carbonizados, risco de câncer, 47-48
alimentos crus, 46, 83-84
alimentos integrais, benefícios à saúde, 83-85
alimentos orgânicos, como comprar, 41-42
almoços, opções energizantes, 96-98
antioxidantes no suco de limão, 27-28
ansiedade, 180
apetite
   e exercícios físicos, 160
   e o sono, 36, 158
   apoio social, 171
   aumento de peso
   ao parar de fumar, 37
   e função hepática, 24-25
   e má digestão, 21-22
   e taxa de açúcar no sangue, 67
aurapteno, 29

bebidas, 42
bebidas e sucos, 110-13 *ver também* bebidas
bebidas, como comprar, 42 *ver também* bebidas e sucos
benefícios da casca de limão para a saúde, 28-29
benefícios dos exercícios para a saúde, 144
Bifidobacteria, 50
Bile, produção pelo fígado, 24
bioflavonoides no suco de limão, 27
Bolo de espinafre e ovos, 130-31
Bolo de limão e amêndoas, 135-36

Café, 42 *ver também* cafeína
cafeína, redução do consumo, 164
   ver também café

calafrios e febre, 180
cálcio
    absorção pelo corpo, 28
    fontes alimentares, 43
    no suco de limão, 28
    papel no emagrecimento, 28
calos, 180-81
Camarão marinado com milho verde, feijão e grão-de-bico, 123
caminhada, programa de, 144-51
câncer
    câncer de cólon, 27
    compostos protetores no limão, 29
    relação com carne vermelha, 44
    risco dos alimentos carbonizados, 47-48
capim limão, 180
capsaicina, 33
carboidratos
    efeitos na taxa de açúcar no sangue, 69-70
    índice glicêmico (IG), 69-70
carne vermelha, relação com câncer, 44
carnes, como comprar, 44
casca de cítricos, propriedades anticancerígenas, 28-29 *ver também* casca de limão
casca de limão, 107-8
celulite, 181
chá, 42
chocolate, 160, 162
citral, 28
Citri aetheroleum, 28
colega de emagrecimento, 52
colesterol, nível de, 44
    alto, 181
    efeitos da pectina do limão, 26-27
comer fora, 165-67
comer mais, não menos, 103
como comprar, 41-46
    açúcar, 45
    alimentos orgânicos, 42
    bebidas, 42
    carnes, 44

    feijões/ervilhas, 42
    frutas, 44
    grãos, 44
    hortaliças, 46
    laticínios, 43
    nozes e amêndoas, 45
    óleos, 45
    ovos, 43
    peixe, 43-44
    refeições prontas, 45
    sopas, 45
    temperos, 45
como congelar limões, 106
como estocar limões, 106
como preparar os alimentos, 46-49
    alimentos crus, 46
    diminuir a gordura, 48-49
    métodos culinários, 47-48
    preparo dos alimentos, 47
    sobremesas leves, 49
    substitutos do sal, 48
    use mais legumes e verduras, 48
    utensílios, 49
Compota de frutas secas, 132
concentração, baixa, 180
constipação
    benefícios do suco de limão, 26
    e função hepática, 25
consumo de frutas e legumes, 63-65
Coquetel de Frutas, 112
Cozido vegetal, 129
culpa e raiva, como lidar com, 171
cura pelo limão, 177-88
    acne, 179
    aftas (estomatite), 179-80
    ansiedade, 180
    baixa concentração, 180
    calafrios e febre, 180
    calos, 180-81
    celulite, 181
    colesterol alto, 181
    diarreia, 181
    eczema, 181-82
    edema, 182
    estimulante da imunidade, 177
    fadiga, 182-83

gota, 183
halitose (mau hálito), 183
herpes, 183
higiene íntima, 184
insônia, 184
microvarizes, 187-88
periodontite, 185
picadas de inseto, 185
plantas com aroma de limão, 178
pressão alta, 185-86
repelente de insetos, 185
resfriado, 186
reumatismo, 186-87
sangramento do nariz, 187
veias varicosas, 187-88

derivados de soja, 43
desejo por comida, como lidar, 157-62, 163
desintoxicação nutricional, 16-18
desintoxicação, processos naturais do corpo, 16-18
desjejum
  importância do, 69
  opções estimulantes do metabolismo, 92-94
diário da dieta, 51, 170
diarrea, 181
Dieta do suco de limão
  ajuste fino, 174
  almoços energizantes, 96-98
  comer mais e não menos, 103
  depois da primeira semana, 91-104
  desjejuns que aceleram o metabolismo, 92-94
  jantares de digestão lenta, 100-2
  lanches energéticos matinais, 94-95
  lanches restauradores vespertinos, 98-99
  Programa de Refeições do Dia 1, 61-62
  Programa de Refeições do Dia 2, 65-66
  Programa de Refeições do Dia 3, 71-72
  Programa de Refeições do Dia 4, 77-78
  Programa de Refeições do Dia 5, 81-82
  Programa de Refeições do Dia 6, 85-86
  Programa de Refeições do Dia 7, 89-90
  quatorze dicas de ouro, 176
  superando os pontos baixos, 104
dieta mediterrânea, benefícios à saúde, 29
dietas da moda
  mitos sobre, 15
  problemas causados pelas, 15-16
dietas de desintoxicação
  mitos sobre, 15
  problemas causados pelas, 15-16 *ver também* mini-'desintoxicação' de 24 horas
dietas pobres em gorduras, problemas das, 79
dispepsia, benefícios do suco de limão, 26

eczema, 181-82
edema, 182
  e a função hepática, 24-25
  e o consumo de sal, 48
enzimas digestivas, efeitos do ácido do limão, 25
erva cidreira, 178, 180, 184
escovação da pele, 37-38
Espetinho de frutas com creme de limão, 132
Espetinhos de frango e gengibre, 119
estimulante da imunidade, 177
estresse
  dieta à prova de estresse, 164
  e aumento de peso, 31-32
  e cafeína, 163, 164
  e desejo por alimentos, 163
  e dieta, 162-65
  e digestão, 162
  e exercícios, 165

e motivação, 162-65
e sistema digestório
excesso de bile, benefícios do suco de limão, 26
exercício de elevação abdominal, 153-54
exercício de rotação das costas, 154-55
exercícios físicos
    benefícios para o sistema digestório, 89
    e energia, 53
    e estresse, 165
    e o apetite, 160
    mini-'desintoxicação' de 24 horas, 38
    queima de gorduras e vitamina C, 27
extração do suco de limão, 107

fadiga, 182-83
fatores emocionais, 171-72
febres e calafrios, 180
Feijões/ervilhas, como comprar, 42
feridas na boca (aftas), 179-80
fibras
    e o sistema digestório, 70-71
    efeitos sobre a taxa de açúcar no sangue, 70
    pectina como fonte de, 26
Fígado
    Benefícios do suco de limão, 24, 25
    efeitos da sobrecarga de toxinas, 24
    funções, 24
    produção de bile, 24
fitoquímicos, 46
fome e taxa de açúcar no sangue, 28
frango
    como comprar, 44
    receitas, 119-21
frutas, como comprar, 44
fruto-oligossacarídeos (FOS), 51

gases no sistema digestório, 26
gerânio, 178

ginástica abdominal, 153-56
gordura corporal, percentual, 54
gorduras
    gorduras saudáveis, 79-81
    redução ao cozinhar e assar, 48-49
gota, 183
grãos integrais, 44
    em pães e bolos, 49
grãos, como comprar, 44
grelhados, risco cardíaco, 47

hábitos alimentares, 39
    como melhorar a digestão, 87-89
halitose (mau hálito), 183
herpes simples, 183
hesperidina, 29
higiene íntima, 184
Homus, 115

índice de massa corporal (IMC), 53-54
índice glicêmico (IG), 69-70
insônia, 188
insulina e obesidade, 67
iogurte, 35
    pró-bióticos, 51

jantar, opções de digestão lenta, 100-2 *ver também* pratos principais

Lactobacillus acidophilus, 43, 50-51
Lactobacillus salivarius, 50
Lanches, 132-36
    energéticos matinais, 94-95
    restauradores vespertinos, 98-99
laticínios desnatados, 43
laticínios, como comprar, 43
Legumes e verduras
    como comer mais, 48
    como comprar, 46
    cozidos no vapor, 47
leite de arroz, 43
leite de cabra, 43
leveduras e função do fígado, 24-25

limão (*Citrus limon*)
  auge da safra, 106
  como comprar, 105-6
  como desidratar a casca, 108
  congelar, 106
  encerados ou não, 107
  estocagem, 106
  extração do suco, 107
  limão doce, 105
  orgânico, 106
  produção de suco, 106
  receitas rápidas, 108
  remoção da casca do limão, 107-8
  remoção dos compostos químicos, 106
  siciliano, 105
  tipos de, 105-6
  uso da casca, 107-8
  verificar se está maduro, 106
limão siciliano (eureka ou lisboa), 105
limão, como comprar, 105-6
limões doces, 105
limões encerados, 107
limões orgânicos, 106
limões sem cera, 107
Limonada, 110
  na dieta mediterrânea, 29
  receita para a 'desintoxicação' de 24 horas, 32-33
Limonada da mini-'desintoxicação', 110
Limoneno
  benefícios para a saúde, 29
  propriedades anticancerígenas, 29
líquidos, beber bastante, 58-61

Maçã assada recheada, 133
madureza dos limões, como aferir, 106
magnésio, 164
Maionese com limão e sementes de papoula, 114
Margarinas, 43, 45
massagem abdominal, 155-56
mastigação, 87
mau hálito (halitose), 183
mel, 45, 76
melaço, 45
meta de perda de peso, realista e saudável, 53-55
metabolismo das gorduras, papel do fígado, 24, 25
métodos culinários, 47
micro-ondas, cozinhar no, 48
microvarizes, 187-88
mini-'desintoxicação' de 24 horas, 31-39
  bebidas, 37
  escovação da pele, 37-38
  exercícios físicos, 38
  fumantes, 37
  hábitos alimentares, 39
  importância do sono, 36
  passo a passo, 33-36
  perda de peso, 32
  postura, 39
  receita da limonada, 32-33
  respiração profunda, 38, 40
Molho de limão e azeite para salada, 115
Molho de limão para salada de frutas, 114
Molhos, 114-15
Motivação, 157-76
  agir "como se...", 53
  ajuste fino da dieta, 174
  apoio social, 171
  colega de dieta, 52
  comer fora, 165-67
  culpa e raiva, 171
  desejo por comida, 157-62, 163
  diário da dieta, 51, 170
  emagrecimento lento, 171
  exercícios e energia, 53
  fatores emocionais, 171-72
  lidar com o estresse, 162-65
  modelos de comportamento, 53
  música para motivação, 160
  pensamento positivo, 52, 175-76
  patamar na perda de peso, 167-75

quatorze dicas de ouro, 176
recompensar-se, 53
refeições atraentes, 52
superando os pontos baixos, 104
músculos, peso dos, 169
música para motivação, 160

naringina, 29
nível de açúcar no sangue
   benefícios do suco de limão, 26, 67-68
   comer com regularidade, 69
   e fome, 28
   e insulina, 67
   e o consumo de carboidratos, 69-70
   e o peso, 67
   efeitos da fibra, 70-71
   efeitos da pectina do limão, 26-27
   efeitos da quercetina, 27-28
   efeitos estabilizantes das proteínas, 68
   equilíbrio do, 67-71
   importância do desjejum, 69
   redução do consumo de açúcar, 73-77
nozes, amêndoas e sementes, 80-81
   como comprar, 45

óleo essencial de casca de limão *ver* óleo essencial de limão
óleo essencial de limão, 28, 180, 181, 182, 185, 187-88
óleos
   como comprar, 45
   óleos vegetais, 80-81
óleos vegetais, 80-81
Ômega 3, ácidos graxos essenciais (AGEs), 44, 80
Ômega 6, ácidos graxos essenciais (AGEs), 80
opções de lanches energéticos matinais, 94-95
opções de lanches restauradores vespertinos, 98-99
ovos, como comprar, 43

pães e bolos com menos gordura, 49
pectina, 26
peixe, 80
   como comprar, 43-44
   receitas, 121-25
Pensamento positivo, 52, 175-76
Pepsina, 25
perda de peso
   alcançar o peso natural, 169
   benefício dos exercícios, 144
   como perder peso, 30
   e a quercetina do limão, 27-28
   e taxa de açúcar no sangue, 67
   e vitamina C, 27
   gradual, 54-55
   importância da função hepática, 24-25
   lenta, 171
   medidas, 53-54
   papel do cálcio, 28
   peso dos músculos, 169
   sustentável, 54-55
periodontite, 185
picadas de insetos, 185
plantas com aroma de limão, 177-78
patamar na perda de peso, 167-75
Ponche quente de limão, 110-11
Postura, 39
pratos principais, 119-31
pré-bióticos, 51
pressão alta, 185-86
   e consumo de sal, 48
prevenção de osteoporose, 28
prevenção do câncer de cólon, 27
Princípios da dieta do suco de limão, 57-90
   beba bastante líquido, 58-61
   coma alimentos frescos e integrais, 83-85
   consumo de frutas e legumes, 63-65
   digestão, o que fazer e não fazer, 87-89
   equilibre o açúcar no sangue, 67-71

esqueça o baixo teor de
  gorduras, 79-81
o poder da vitamina C, 63-65
o suco de limão da manhã, 58-61
reduza o açúcar, 73-77
pró-bióticos, 50-51
programa de exercícios, 143-56
  abdominais, 153-56
  ajuste fino, 174
  benefícios para a redução de
    peso, 144
  benefícios para a saúde, 144
  benefícios para o sistema
    digestório, 144
  dores, 149-51
  elevação abdominal, 154-55
  exercício de rotação das costas,
    154-55
  manter a motivação, 171-75
  massagem abdominal, 155-56
  programa de caminhada, 144-51
  tempo dedicado por dia, 147-49,
    151-52
  tonificação e alongamento,
    152-56
  torná-lo agradável, 151-52
proteína
  digestão, 25
  efeito sobre a taxa de açúcar no
    sangue, 68
prurido, e função hepática, 24-25

quercetina, 27-28

radicais livres
  em frituras, 47
  proteção contra os, 28
raiva e culpa, como lidar com, 171
receitas, 109-36
  bebidas e sucos, 110-13
  Bolo de espinafre e ovos, 130-31
  Bolo de limão e amêndoas,
    135-36
  Camarão marinado com milho
    verde, feijão e grão-de-bico,
    123
  Compota de frutas secas, 132
  Coquetel de frutas, 112
  Cozido vegetal, 129
  Desjejuns, 92-94
  Espetinhos de frango e gengibre,
    119
  Espetinhos de frutas com creme
    de limão, 132
  Homus, 115
  Lanches, 94-95, 98-99, 132-36
  Limonada, 110
  Limonada da mini-
    'desintoxicação', 110
  Maçã assada recheada, 133
  Maionese com limão e sementes
    de papoula, 114
  Molho de limão e azeite para
    salada, 115
  Molho de limão para salada de
    frutas, 114
  Molhos, 114-15
  Ponche quente de limão, 110-11
  pratos principais, 100-2, 119-31
  Risoto, 120
  Salada de abobrinha com ricota,
    128-29
  Salada de atum com soja
    torrada, 124-25
  Salada de batata e hortaliças,
    126-28
  Salada de camarão, 124
  Salada de frango, cevada e
    limão, 121
  Salada de frutas e nozes, 134-35
  Salada de macarrão, 130
  Salada mexicana, 126
  Salada quente de feijão, 125-26
  Salmão com crosta de limão, 122
  Sanduíche de pepino e salmão
    defumado, 121-22
  Sobremesa de frutas e biscoitos
    de aveia, 134
  Sobremesa de frutas vermelhas,
    135
  Sobremesas, 49, 132-36
  Sopa de cenoura, 118
  Sopa de ervilha e cogumelos,
    116

Sopa de legumes, 117-18
Sopa de lentilhas, 116-17
Sopas, 116-18
Suco de maçã, agrião e limão, 111-12
Suco de maçã, pera e frutas silvestres, 111
Surpresa de banana, 133
ver também receitas de beleza
Vitamina de banana e abacaxi, 112-13
Vitamina de banana, pêssego e frutas silvestres, 113
Vitaminas, 112-13
receitas de beleza, 137-41
    adstringente de suco de limão, 139
    banho de limão, 141
    condicionador de limão, 140
    cotovelos manchados, 139
    máscara facial para pele normal ou oleosa, 137
    máscara facial para pele seca, 138
    máscara facial para preenir rugas, 137-38
    mechas naturais, 140
    para esfoliar e clarear a pele, 139-40
    para pés macios e bonitos, 141
    pele áspera, 139
    problemas nas unhas, 140
    solução de limpeza, 138
    tratamento para caspa, 141
recompensas e motivação, 53
refeições prontas, 45
refogados, 47
relação cintura-quadril, 53
repelente de insetos, 185
resfriados, 186
respiração correta, 38, 40
respiração profunda, 38, 40
retenção de líquidos e consumo de sal, 48
reumatismo, 186-87
Risoto, 120
rótulos dos alimentos, conferir, 74, 85

Salada de abobrinha com ricota, 128-29
Salada de atum com soja torrada, 124-25
Salada de batata e hortaliças, 126-28
Salada de camarão, 124
Salada de frango, cevada e limão, 121
Salada de frutas e nozes, 134-35
Salada de macarrão, 130
Salada mexicana, 126
Salada quente de feijão, 125-26
Salivação, 25
Salmão com crosta de limão, 122
Sanduíche de pepino e salmão defumado, 121-22
sangramento do nariz, 187
sistema digestório
    bactérias benéficas, 50-51
    benefícios da boa digestão, 23-24
    benefícios dos exercícios, 144
    como melhorar a digestão, 87-89
    e aumento de peso, 21-22
    efeitos benéficos do suco de limão, 24-25
    efeitos da má digestão, 21-22
    gases no trato digestório, 26
    sintomas da má digestão, 22-23
Sobremesa de frutas e biscoitos de aveia, 134
Sobremesa de frutas vermelhas, 135
Sobremesas, 49, 132-36
sono e apetite, 36, 158
Sopa de cenoura, 118
Sopa de ervilha e cogumelos, 116
Sopa de legumes, 117-18
Sopa de lentilhas, 116-17
sopas
    como comprar, 45
    receitas, 116-18
soro de leite, 43
substitutos do sal, 48
suco de limão
    efeitos benéficos sobre a digestão, 25-26

efeitos benéficos sobre o fígado, 24, 25
efeitos sobre a taxa de açúcar no sangue, 67-68
estimulação da digestão, 24-26
teor de ácido cítrico, 25
suco de limão da manhã, 58-61
Suco de maçã, agrião e limão, 111-12
Suco de maçã, pera e frutas silvestres, 111
Suplementos, 49-51
suplementos de vitaminas e minerais, 50
suplementos nutricionais, 49-51
Surpresa de banana, 133

Tabagismo, 37
temperos, como comprar, 45
toxinas, efeito da sobrecarga do fígado, 24
TPM e função hepática, 25
tratamento para os cabelos *ver* receitas de beleza
tratamentos para a pele *ver* receitas de beleza

utensílios, 49

veias varicosas, 187-88
vermes intestinais, 26
vitamina B5, 164
vitamina C
 benefícios à saúde, 27
 e perda de peso, 27
 em legumes, verduras e frutas, 63-65
 no limão, 27
 perda no preparo dos alimentos, 47
 propriedades anti-estresse, 164
 suficiente, 63-65
Vitamina de banana e abacaxi, 112-13
Vitamina de banana, pêssego e frutas silvestres, 113
Vitaminas, 112-13

xarope de bordo, 45, 76
Xilitol, 45, 76

Este livro foi composto na tipologia DIN Regular,
em corpo 10/14,4, impresso em papel off-white 80g/m²,
no Sistema Cameron da Divisão Gráfica
da Distribuidora Record.